Examens-Fragen
Pharmakologie und Toxikologie
Zum Gegenstandskatalog

2. Spezielle Pharmakologie

Herausgegeben von Hermann Bader

Dritte, neubearbeitete Auflage

682 Fragen mit 16 Abbildungen
im Anhang 144 Fragen des IMPP

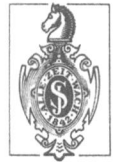

Springer-Verlag
Berlin Heidelberg New York 1981

Professor Dr. Hermann Bader
Universität Ulm
Abteilung Pharmakologie und Toxikologie
Oberer Eselsberg N26-429
7900 Ulm

CIP-Kurztitelaufnahme der Deutschen Bibliothek
Examens-Fragen Pharmakologie und Toxikologie : zum Gegenstandskatalog / Hermann
Bader. - Berlin, Heidelberg, New York : Springer.
NE: Bader, Hermann [Hrsg.]
2. Spezielle Pharmakologie. - 3., neubearb. Aufl. - 1981.

ISBN-13: 978-3-540-10309-7   e-ISBN-13: 978-3-642-67782-3
DOI: 10.1007/978-3-642-67782-3

Das Werk ist urheberrechtlich geschützt. Die dadurch begründeten Rechte, insbesondere die der Übersetzung, des Nachdruckes, der Funksendung, der Wiedergabe auf photomechanischem oder ähnlichem Wege und der Speicherung in Datenverarbeitungsanlagen bleiben, auch bei nur auszugsweiser Verwertung, vorbehalten. Bei Vervielfältigungen für gewerbliche Zwecke ist gemäß § 54 UrhG eine Vergütung an den Verlag zu zahlen, deren Höhe mit dem Verlag zu vereinbaren ist.
© Springer-Verlag Berlin Heidelberg 1976, 1981

Die Wiedergabe von Gebrauchsnamen, Handelsnamen, Warenbezeichnungen usw. in diesem Werk berechtigt auch ohne besondere Kennzeichnung nicht zu der Annahme, daß solche Namen im Sinne der Warenzeichen- und Markenschutz-Gesetzgebung als frei zu betrachten wären und daher von jedermann benutzt werden dürften.

2124/3140-543210

Vorwort zur dritten Auflage

Die "Examensfragen Pharmakologie und Toxikologie" wurden für die 3. Auflage vollkommen neu bearbeitet. Inzwischen ist durch die Novellierung der Approbationsordnung im 2. Staatsexamen als schriftlicher Examensstoff die "Spezielle Pharmakologie" aufgnommen worden. Entsprechend ist im Gegenstandkatalog der Wissensstoff der Pharmakologie und Toxikologie in zwei Teile geteilt worden. Aus diesem Grund wurde es notwendig, die Examensfragen Pharmakologie und Toxikologie ebenfalls in zwei Teile zu teilen, nämlich in einen 1. Teil "Allgemeine und Systematische Pharmakologie und Toxikologie" und in einen 2. Teil "Spezielle Pharmakologie". Die Benennung der beiden Teile und deren Inhalt entspricht denen der Approbationsordnung und des Gegenstandskatalogs für den 1. und 2. Abschnitt der ärztlichen Prüfung. Entsprechend dem erweiterten Wissensstoff wurden über 670 Fragen neu aufgenommen. Etwa 50 alte Fragen wurden als ungeeignet verworfen. Die übrigen Fragen wurden überprüft, verbessert und auf den neuesten Wissensstand gebracht.

Bei der Neuerstellung und der Bearbeitung der Fragen wurde versucht, dem Studenten nicht nur ein Werkzeug zum sturen Auswendiglernen von Fragen und Antworten zu geben, sondern ihm zusätzlich beim Beantworten der Fragen Wissen zu vermitteln. Das gilt vor allem für die Typ F Fragen, die bisher im Staatsexamen im Gebiet Pharmakologie und Toxikologie noch nicht Eingang gefunden haben.

Bei der Verteilung der Fragen auf die einzelnen Kapitel wurde besonderer Wert darauf gelegt, die einzelnen Stoffgebiete gleichmäßig abzudecken.

In beiden Teilen wurden im Anhang ausgewählte Fragen aus bisherigen Staatsexamen abgedruckt, um den Studenten einen Eindruck über das tatsächlich abgefragte Wissen zu geben, das sich nicht immer mit dem im Gegenstandskatalog angegebenen Wissensstoff deckt.

Ulm, im Herbst 1980   H.Bader

Inhaltsverzeichnis

Hinweise zur Benutzung der Fragensammlung VII
1. Pharmakotherapie der arteriellen Hypertonie ... 1
2. Pharmakotherapie der Kreislaufinsuffizienz 11
3. Medikamentöse Therapie der Herzinsuffizienz ... 14
4. Arzneitherapie von Herzrhythmusstörungen 30
5. Arzneitherapie von Coronarerkankungen 36
6. Pharmakotherapie arterieller und venöser Durchblutungsstörungen 39
7. Pharmakotherapie von Erkrankungen der Atmungsorgane 43
8. Therapie von Anämien 54
9. Antiallergische Therapie 59
10. Pharmakotherapie rheumatischer Erkrankungen und der Gicht 62
11. Diabetes mellitus 74
12. Pharmakotherapie von Erkrankungen der Schilddrüse 80
13. Störungen im Bereich des Gastrointestinaltraktes 84
14. Störungen des Wasser- und Elektrolythaushaltes 95
15. Antiinfektiöse Therapie 104
16. Tumortherapie 124
17. Pharmakotherapie von Schmerzen 131
18. Therapie von Schlafstörungen 138
19. Psychopharmaka 143
20. Medikamentöse Therapie der Parkinson-Erkrankung 154
21. Therapie hirnorganischer Anfallsleiden 156
22. Therapie der Vergiftungen 163
23. Arzneiverordnungen 192
24. Arzneitherapie im Kindesalter 225

25. Besonderheiten der Arzneitherapie im höheren
    Lebensalter 228
26. Diagnostica 230

Antwortenschlüssel 233

Anhang
Fragen des Instituts für Medizinische und Pharmazeutische Prüfungsfragen (IMPP) in Mainz 241

Antwortenschlüssel zu den Fragen des IMPP 317

Ausklapptafel

Hinweise zur Benutzung der Fragensammlung*

Zu jeder Aufgabe werden 5 mögliche Antworten A - E angeboten, von denen nur eine zutrifft. Jeder Kandidat soll in der Prüfung auch dann eine der 5 Antworten A - E ankreuzen, wenn er die richtige Lösung nicht kennt. In diesem Fall besteht immerhin die Chance 1 : 5, aus den vorgegebenen Antworten die richtige zu raten.

Fragentyp A = Einfachauswahl
Auf eine Frage oder unvollständige Aussage folgen 5 Antworten oder Ergänzungen, von denen eine einzige auszuwählen ist und zwar:
bei Typ A 1: die einzig richtige
bei Typ A 2: die beste von mehreren möglichen
bei Typ A 3: die einzig falsche
Typ A 1 ist der Grundtyp.
Wenn nach der "besten" oder einzig falschen Antwort gefragt wird, so geht dies aus dem Aufgabentext ausdrücklich hervor.

Fragentyp B = Aufgabengruppe mit gemeinsamem Antwortangebot (Zuordnung)
Jede Aufgabe besteht aus
a) einer beliebigen Anzahl von numerierten Begriffen, Fragen oder Aussagen (= Aufgabenliste = Liste 1)
b) 5 durch die Buchstaben A - E gekennzeichneten Antwortmöglichkeiten (= Liste 2).
Eine Fragengruppe enthält so viele - einzeln bewertete - Aufgaben, wie die Aufgabenliste Punkte hat.
Zu jeder numerierten Aufgabe ist die Antwort A - E auszuwählen, die für zutreffend gehalten wird. Jede Antwortmöglichkeit kann einmal, mehrmals oder überhaupt nicht als Lösung vorkommen.

Fragentyp C = kausale Verknüpfung
Dieser Aufgabentyp besteht aus zwei durch das Wort "weil" verknüpften Feststellungen.
Jede der beiden Feststellungen kann unabhängig von der anderen richtig oder falsch sein. Wenn sie beide richtig sind, kann die Verknüpfung durch "weil" richtig oder falsch sein.
Bitte kreuzen Sie die Antwort A - E an, die nach Ihrer Meinung die beiden Feststellungen und ihre Verknüpfung richtig beurteilt:

---

*siehe auch Ausklapptafel am Ende des Buches

Antwort	Feststellung 1	Feststellung 2	Verknüpfung
A	richtig	richtig	richtig
B	richtig	richtig	falsch
C	richtig	falsch	-
D	falsch	richtig	-
E	falsch	falsch	-

Fragentyp D = Antworten mit Aussagenkombination
Auf eine Frage oder unvollständige Aussage folgen numerierte Begriffe oder Sätze, von denen eine oder mehrere zutreffen können. Für jede Aufgabe nach Typ D werden 5 Kombinationen der numerierten Aussagen vorgegeben. Aus diesen mit den Buchstaben A - E gekennzeichneten Antworten wählen Sie bitte die Aussagenkombination aus, die Sie für richtig halten.

Fragentyp E = Fragen mit Bildmaterial
Bei diesem Aufgabentyp enthalten die Aufgaben Bildmaterial (graphische Darstellungen, Tabellen, Röntgenbilder usw.).
Die Aufgaben selbst können nach Typ A (= Einfachauswahl), Typ B (= Aufgabengruppe mit gemeinsamem Antwortenangebot), Typ C (= kausale Verknüpfung), Typ D (= Aussagenkombinationen) konstruiert sein.

Fragentyp F = Aufgabengruppe mit Fallbeschreibung
Es wird eine charakteristische Fallbeschreibung gegeben. Daran schließen sich Fragen - meist nach Typ A - an.

1. Pharmakotherapie der arteriellen Hypertonie

1.001   1.1.1   Fragentyp A

Welches der folgenden Antihypertonica verbessert am ehesten die Prognose einer Coronarsklerose?

A. Antisympathotonica
B. Vasodilatoren
C. β-Receptorenblocker
D. Saluretica
E. Die Prognose der Coronarsklerose wird durch keines der angegebenen Antihypertonica verbessert.

1.002   1.1.1   Fragentyp D

Antihypertensive Therapie mit Antisympathotonica und Saluretica verbessert die Prognose welcher der folgenden Gefäßkomplikationen?

1) Atherosklerose
2) Coronarsklerose
3) Apoplexien
4) Nephrosklerose

Wählen Sie bitte die zutreffende Aussagenkombination.

A. Nur 1 und 2 sind richtig
B. Nur 2 und 3 sind richtig
C. Nur 1, 2 und 3 sind richtig
D. Nur 1, 3 und 4 sind richtig
E. Alle Aussagen sind richtig

1.003 1.1.1 Fragentyp D

Reserpin

1) ist für eine schnelle Blutdrucksenkung geeignet
2) führt auch bei parenteraler Applikation erst mit Latenz von mehreren Stunden zur Blutdrucksenkung
3) eignet sich als Schlafmittel
4) hat eine ausgeprägte sedierende Wirkung
5) kann anfangs eine pressorische Wirkung haben

Wählen Sie bitte die zutreffende Aussagenkombination.

A. Nur 1, 3 und 5 sind richtig
B. Nur 2, 3 und 5 sind richtig
C. Nur 1, 4 und 5 sind richtig
D. Nur 2, 4 und 5 sind richtig
E. Nur 2, 3 und 4 sind richtig

1.004 1.1.1 Fragentyp D

Welche der unten aufgeführten Krankheiten erachten Sie als relative Kontraindikationen bei der Therapie der Hypertonie mit Rauwolfia-Alkaloiden?

1) Manifeste Herzinsuffizienz
2) Diabetes mellitus
3) Ulcus pepticum
4) Depressionen
5) Parkinsonismus

Wählen Sie bitte die zutreffende Aussagenkombination.

A. Nur 1 und 4 sind richtig
B. Nur 2, 3 und 4 sind richtig
C. Nur 1, 3 und 4 sind richtig
D. Nur 1 und 2 sind richtig
E. Nur 3, 4 und 5 sind richtig

1.005　　　　　　1.1.1　　　　　　　　Fragentyp D

Die folgenden Antihypertonica haben einen stimulierenden oder hemmenden Einfluß auf die Reninausschüttung. Welche Arzneimittel stimulieren die Reninsekretion?

1) Clonidin
2) Thiacide
3) Reserpin
4) β-Blocker
5) Hydralazin

Wählen Sie bitte die zutreffende Aussagenkombination.

A. Nur 1, 3 und 5 sind richtig
B. Nur 2 und 4 sind richtig
C. Nur 3 und 4 sind richtig
D. Nur 2 und 5 sind richtig
E. Nur 1, 3 und 4 sind richtig

1.006　　　　　　1.2　　　　　　　　Fragentyp A

Die Antihypertonica Diazoxid, Nitroprussid und Thiacide haben welchen Wirkungsmechanismus gemeinsam:

A. β-Blockade
B. Entleerung der Catecholaminspeicher
C. Angrifff am Vasomotorenzentrum
D. Verminderung des Herzminutenvolumens
E. Direkte Wirkung auf die Relaxation der glatten Muskeln

1.007   1.2.1   Fragentyp D

α-Methyldopa

1) hemmt die Decarboxylierung des Dihydroxyphenylalanin
2) hemmt die Decarboxylierung von 5-Hydroxytryptophan
3) ist ein Antihypertonicum
4) wird im Körper zu Noradrenalin metabolisiert

Wählen Sie bitte die zutreffende Aussagenkombination.

A. Nur 1, 2 und 3 sind richtig
B. Nur 1 und 3 sind richtig
C. Nur 2 und 4 sind richtig
D. Nur 4 ist richtig
E. Alle Aussagen sind richtig

1.008   1.2.1   Fragentyp C

Guanethidin senkt den Blutdruck bei essentieller Hypertonie,

weil

Guanethidin die Freisetzung von Catecholamine hemmt.

1.009   1.2.1   Fragentyp A

Wird einem mit Guanethidin behandelten Hypertoniker Adrenalin i.v. gegeben, erfolgt

A. keine Wirkung von Adrenalin
B. verstärkte Wirkung von Adrenalin
C. verminderte Wirkung von Adrenalin
D. Adrenalinumkehr
E. Guanethidin beeinflußt die Wirkung von Adrenalin nicht

1.010 1.2.1 Fragentyp D

Welche der folgenden Wirkungen haben Dihydralazin und Prazosin gemeinsam?

1) Vasodilation
2) Eignen sich besonders in Kombination mit Diuretica
3) Können einen Angina pectoris-Anfall induzieren
4) Palpitationen
5) α-Receptorenblockade

Wählen Sie bitte die zutreffende Aussagenkombination.

A. Nur 1, 2 und 3 sind richtig
B. Nur 2, 3 und 4 sind richtig
C. Nur 1, 2 und 4 sind richtig
D. Nur 1, 4 und 5 sind richtig
E. Nur 3 und 5 sind richtig

1.011 1.2.1 Fragentyp A

Einen Patienten mit Hypertonie und Asthma bronchiale behandelt man möglichst mit einem der folgenden Typen von β-Blockern:

A. Nicht-Kardioselektiv
B. Kardioselektiv
C. Kardioselektiv und intrinsisch aktiv
D. Nicht-Kardioselektiv aber mit intrinsic activity
E. Überhaupt nicht mit β-Blockern

1.012   1.2.1   Fragentyp A

Antihypertensiva senken den Blutdruck über verschiedene Mechanismen; einige beeinflussen zusätzlich direkt die Nierendurchblutung. So bewirken die β-Receptorenblocker eine

A. Verminderung der Nierendurchblutung ohne Verminderung der GFR

B. Vermehrung der Nierendurchblutung ohne Vermehrung der GFR

C. Vermehrung der Nierendurchblutung mit Vermehrung der GFR

D. Verminderung der Nierendurchblutung mit Verminderung der GFR

E. Sie beeinflussen die Nierendurchblutung nicht

(GFR = Glomeruläre Filtrations-Rate)

1.013 1.016
1.014 1.017
1.015   1.2.1   Fragentyp E

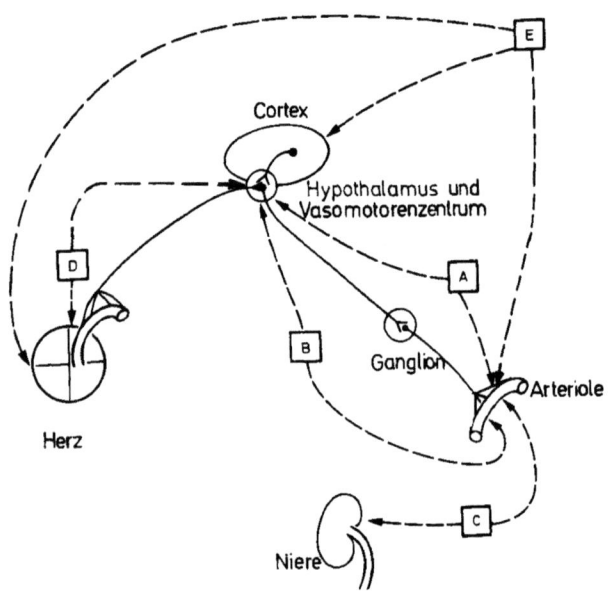

In der vorstehenden Zeichnung sind die Wirkorte bestimmter Antihypertonica mit den Buchstaben A - E bezeichnet. Ordnen Sie bitte die entsprechenden Wirkorte den folgenden Arzneimitteln zu.

1.013 Saluretica

1.014 α-Methyldopa

1.015 β-Receptorenblocker

1.016 Hydralazin

1.017 Reserpin

1.018   1.022
1.019   1.023
1.020   1.024
1.021   1.2.1   Fragentyp E

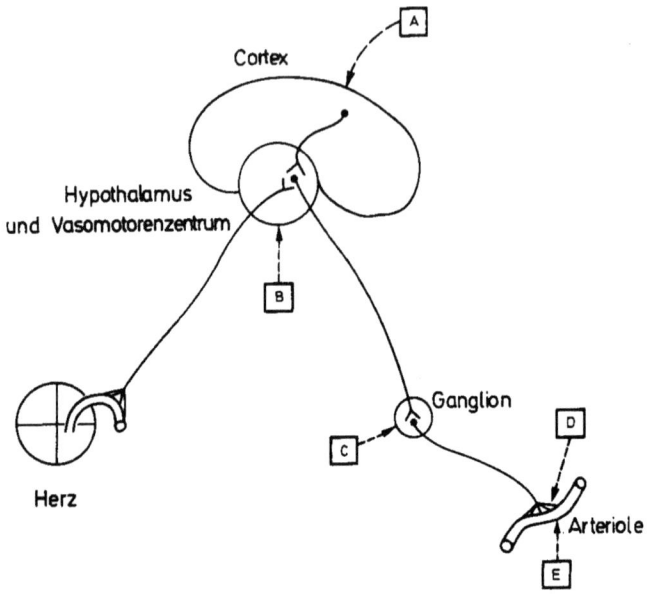

In der vorstehenden Zeichnung sind die Wirkorte bestimmter Antihypertonica mit den Buchstaben A - E bezeichnet. Ordnen Sie bitte die entsprechenden Wirkorte den folgenden Arzneimitteln zu.

1.018 Benzodiazepine

1.019 Guanethidin

1.020 Clonidin

1.021 Ganglienblocker

1.022 Diazoxid

1.023 Nitroprussid

1.024 Prazosin

1.025	1.2.2	Fragentyp C

Nach längerer Therapie mit hohen Dosen Reserpin kann es zu **extrapyramidalen Störungen** kommen,

weil

es bei der Therapie mit Reserpin zum Überwiegen des Parasympathicus gegenüber dem Sympathicus kommt.

1.026	1.2.2	Fragentyp A

Welche Wirkungen bzw. Nebenwirkungen hat Reserpin selbst bei längerer Anwendung hoher Dosen **nicht?**

A. Obstipation
B. Müdigkeit
C. Sinusbradykardie
D. Verstopfte Nase
E. Depressive Verstimmung

1.027	1.2.3	Fragentyp C

Die antihypertensive Therapie mit Kombination von β-Blockern und Saluretica empfiehlt sich,

weil

bei einer Kombination von β-Blockern mit Saluretica der Reninspiegel im physiologischen Bereich gehalten werden kann.

1.028 1.3.1 Fragentyp D

Hypertone Krisen lassen sich am effektivsten behandeln mit

1) β-Blockern
2) Reserpin
3) Saluretica
4) peripheren Vasodilatoren

Wählen Sie bitte die zutreffende Aussagenkombination.

A. Nur 1, 2 und 3 sind richtig
B. Nur 1 und 3 sind richtig
C. Nur 2 und 4 sind richtig
D. Nur 4 ist richtig
E. Alle Aussagen sind richtig

2. Pharmakotherapie der Kreislaufinsuffizienz

2.001 2.004
2.002
2.003   2   Fragentyp B

In Liste 1 sind Pharmaka angegeben, die bei der Behandlung des Schocks (akuten Kreislaufversagens) angewendet werden. Ordnen Sie bitte diesen Pharmaka die entsprechenden und beim Schock wichtigen Wirkungen der Liste 2 zu.

Liste 1

2.001 Dextran 40
2.002 Dopamin
2.003 Natriumbicarbonat
2.004 Glucocorticoide

Liste 2

A. Verbesserung der Nierendurchblutung
B. Verbesserung der Fließeigenschaften des Blutes
C. Behebung der Acidose
D. Vasoconstriction
E. Membranstabilisierung

2.005   2   Fragentyp D

Die folgenden Arzneimittel werden bei der Therapie des Schocks angewendet. Welche von ihnen verbessern direkt die Nierendurchblutung?

1) Dextran 40
2) Natriumbicarbonat
3) Glucocorticoide
4) Dopamin

Wählen Sie bitte die zutreffende Aussagenkombination.

A. Nur 1, 2 und 3 sind richtig
B. Nur 1 und 3 sind richtig
C. Nur 2 und 4 sind richtig
D. Nur 4 ist richtig
E. Alle Aussagen sind richtig

2.006	2	Fragentyp C

Zur Schmerzbekämpfung bei Schock ist Morphium kontraindiziert,

weil

Morphium zur Atemlähmung führt.

2.007	2.1.1	Fragentyp C

Elektrolytlösungen sind zur Substitution von Blutverlusten nur von bedingtem therapeutischen Wert,

weil

die Volumenwirksamkeit von Elektrolytlösungen nur von kurzer Dauer ist.

2.008	2.1.1	Fragentyp C

Bei einem Verletzten im hämorrhagischen Schock wird der Blutvolumenverlust mit niedermolekularer 10%iger Dextranlösung ersetzt,

weil

durch eine niedermolekulare Dextranlösung die Mikrozirkulation durch Verhinderung der intravasalen Thrombenbildung verbessert werden kann und somit eine Hypoxidose vermieden werden kann.

2.009 2.1.1 Fragentyp A

Plasmaersatzlösungen müssen folgende Bedingungen erfüllen, außer

A. ihr osmotischer Druck muß dem des Plasmas entsprechen
B. sie müssen schnell metabolisierbar sein
C. sie sollen keine Antigeneigenschaften aufweisen
D. ihre Viscosität soll nicht höher als die des Plasmas sein
E. die verwendeten hochpolymeren Substanzen müssen kolloidosmotisch wirksam sein

2.010 2.4.2 Fragentyp C

Bei orthostatischen Regulationsstörungen (Hypotonie) ist ein hydriertes Mutterkornalkaloid, wie Dihydroergotamin, indiziert,

weil

hydrierte Mutterkornalkaloide vor allem die Kapazitätsgefäße, nicht aber die Widerstandsgefäße kontrahieren.

3. Medikamentöse Therapie der Herzinsuffizienz

3.001 3.2 Fragentyp D

Herzglykoside sind indiziert bei

1) manifester Herzinsuffizienz
2) latenter Herzinsuffizienz
3) Dyspnoe unterschiedlicher Genese
4) Vorhofflimmern mit rascher Kammerfrequenz
5) AV-Block

Wählen Sie bitte die zutreffende Aussagenkombination.

A. Alle Aussagen sind richtig
B. Nur 1, 2 und 3 sind richtig
C. Nur 1, 2 und 4 sind richtig
D. Nur 2, 3 und 5 sind richtig
E. Nur 1, 4 und 5 sind richtig

3.002 3.2.1 Fragentyp A

Einem Patienten mit akuter Linksinsuffizienz des Herzens und Lungenödem soll ein Herzglykosid appliziert werden. Da kein venöser Zugang zu erreichen ist, soll eine orale Zufuhr erfolgen. Welches der folgenden Glykoside geben Sie?

A. β-Methyldigoxin
B. k-Strophanthin
C. Digitoxin
D. Lanatosid C
E. Digoxin

3.003   3.2.1   Fragentyp A

Von den aufgeführten herzwirksamen Glykosiden kumuliert am stärksten

A. Methyldigoxin
B. g-Strophanthin
C. Digoxin
D. Proscillaridin
E. Digitoxin

3.004   3.2.1   Fragentyp A

Ein 60jähriger Patient mit essentieller Hypertonie kommt im Zustand eines kardiogenen Lungenödems zur Aufnahme. Die Herzfrequenz beträgt 140 Schläge/min (Sinusrhythmus), die Atmung ist auf 40/min beschleunigt. Der Patient erhält intravenös folgendes Herzglykosid:

A. Digitoxigenin
B. Digitoxin
C. Strophanthin
D. Acetyldigoxin
E. Digoxin

3.005   3.2.1   Fragentyp A

Bei welchem der folgenden Herzglykoside tritt die positiv inotrope Wirkung nach intravenöser Injektion am schnellsten ein?

A. Digitoxin
B. Digoxin
C. Acetyldigoxin
D. Strophanthin
E. Die Wirkung tritt bei allen gleichschnell ein, die Stoffe unterscheiden sich nur durch ihre Eliminationsgeschwindigkeit

3.006 3.2.1 Fragentyp A

Bei Patienten mit eingeschränkter Nierenfunktion muß man bei Therapie mit Digoxin und Strophanthin vor allem beachten,

A. daß die Wirkung von Herzglykosiden aufgrund einer erhöhten Kaliumkonzentration im Organismus vermindert sein kann

B. daß die Elimination von Digoxin und Strophanthin vermindert ist

C. daß die Elimination von Digoxin und Strophanthin aufgrund einer Enzyminduktion in der Leber beschleunigt sein könnte

D. daß die Erhaltungsdosen von Herzglykosiden aufgrund eines verkleinerten Verteilungsraumes vermindert ist

E. daß aufgrund einer Hypocalcämie das Ansprechen des Herzens auf Herzglykoside verringert ist

3.007 3.2.1 Fragentyp A

Strophanthin unterscheidet sich von Digitoxin in folgenden Eigenschaften, außer

A. es wird im Körper kaum metabolisiert

B. bei oraler Gabe wird es sehr unvollständig resorbiert

C. nach intravenöser Injektion erreicht es schneller seine volle Wirkung am Herzen

D. bei zehnfacher therapeutischer Dosis zeigt es noch keine toxischen Wirkungen auf die Herzfunktion

E. es wird nur über die Niere ausgeschieden

3.008 3.2.1 Fragentyp A

Welches der folgenden herzwirksamen Glykoside besitzt die stärkste Kumulationsneigung?

A. Digoxin

B. β-Methyldigoxin

C. Strophanthin

D. Lanatosid C

E. Digitoxin

3.009   3.2.1   Fragentyp A

Die Herzglykoside Digitoxin und Strophanthin unterscheiden sich in folgenden Wirkungen, außer

A. Resorptionsquote
B. Ausscheidungsmechanismus
C. Vollwirkspiegel
D. Latenzzeit bis zum Eintritt der Wirkung nach i.v. Gabe
E. therapeutische Breite

3.010   3.2.1   Fragentyp A

Bei einem Patienten mit normaler Nierenfunktion wird wegen einer akuten Notfallsituation am ersten Tag der Behandlung eine intravenöse Digoxin-Vollsättigung mit 1,5 mg durchgeführt. Welche orale Erhaltungsdosis muß der Patient in der Folgezeit erhalten (Resorptionsquote 60%, Abklingquote 20%)?

A. 0,1 mg täglich
B. 0,5 mg täglich
C. 1,5 mg täglich
D. 2,0 mg täglich
E. Der Patient darf zunächst kein Digoxin mehr erhalten, da die Gefahr der Glykosidintoxikation besteht.

3.011   3.2.1   Fragentyp C

Digoxin muß bei Patienten mit Leberinsuffizienz niedriger dosiert werden,

weil

es vorwiegend biliär eliminiert wird.

3.012　　　　　　　　3.2.1　　　　　　　　Fragentyp A

Unter "Vollwirkspiegel" bei der Therapie mit Herzglykosiden versteht man

A. die Tagesdosis
B. die gesamte applizierte Glykosidmenge während einer Behandlung
C. die zur Erzielung eines therapeutischen Effekts erforderliche Plasmakonzentration
D. die Glykosidmenge, die im Körper zur Kompensation der Herzinsuffizienz anwesend sein muß
E. die zur Erzielung eines therapeutischen Effekts erforderliche Glykosidkonzentration im Herzen

3.013　　　　　　　　3.2.1　　　　　　　　Fragentyp C

Zur Behandlung eines kardial bedingten Lungenödems sollte man Strophanthin dem Digitoxin vorziehen,

weil

die Herzfrequenz durch Strophanthin stärker gesenkt wird als durch Digitoxin.

3.014　　　　　　　　3.2.1　　　　　　　　Fragentyp D

Digitoxin

1) führt bei parenteraler Anwendung bei Überdosierung nicht zum Erbrechen
2) bewirkt bei Behandlung einer Herzinsuffizienz in therapeutischer Dosierung eine Verminderung des Herz-Minuten-Volumens
3) senkt die Herzfrequenz
4) wird schneller eliminiert als Strophanthin
5) weist auch bei Niereninsuffizienz eine annähernd unveränderte Eliminationsgeschwindigkeit auf

Wählen Sie bitte die zutreffende Aussagenkombination.

A. Nur 1 und 3 sind richtig
B. Nur 2 und 4 sind richtig

C. Nur 3 und 5 sind richtig

D. Nur 1 und 5 sind richtig

E. Nur 2 und 3 sind richtig

3.015	3.018		
3.016	3.019		
3.017		3.2.1	Fragentyp E

Welche der folgenden Angaben trifft zu für

3.015 Digoxin

3.016 Digitoxin

3.017 Lanatosid C

3.018 K-Strophanthin

3.019 Proscillaridin

	Wirkungseintritt bei i.v.-Injektion	Resorptions- quote	Abkling- quote
A.	5 - 20 min	30 - 50 %	20 %
B.	2 - 8 min	0 - 3 %	40 %
C.	5 - 10 min	20 - 30 %	30 %
D.	15 - 30 min	60 - 80 %	20 %
E.	30 - 60 min	100 %	7 %

3.020	3.2.2	Fragentyp A

Bei der Behandlung von AV-Blockierungen, die durch Herzglykoside verursacht sind, sind folgende Maßnahmen meist richtig, außer

A. Absetzen der Glykosidtherapie

B. Atropin

C. Herzschrittmacherbehandlung

D. β-Sympathomimetica

E. Kaliumsubstitution

3.021 3.2.2. Fragentyp A

Welches der folgenden Symptome ist nach fünftägiger Verabreichung von Digitoxin ein Hinweis auf eine möglicherweise zu hoch gewählte Dosierung?

A. Schleimhautblutungen
B. Appetitlosigkeit, Übelkeit
C. Ohrensausen und Schwindelgefühl
D. Steigerung der Diurese
E. Akkomodationsstörung

3.022 3.2.2 Fragentyp A

Ein Patient klagt über Erbrechen, Durchfall, Farbensehen und Extrasystolen. Eine Überdosierung welches der folgenden Mittel könnte die Ursache sein?

A. Insulin
B. Blutyrophenone
C. β-Blocker
D. Aminoglykosidantibiotica
E. Herzglykoside

3.023 3.2.2 Fragentyp A

Unter vergleichbaren Bedingungen ist die therapeutische Breite am größten bei

A. Digitoxin
B. Proscillaridin
C. Strophanthin
D. Convallatoxin
E. Sie unterscheidet sich bei keinem der aufgeführten Herzglykoside.

3.024		
3.025	3.2.2	Fragentyp B

Ordnen Sie bitte der Indikation der Liste 1 das Mittel der Wahl aus Liste 2 zu.

Liste 1

3.024 Digitalisinduzierte tachykarde Arrhythmien

3.025 Digitalisinduzierte bradykarde Arrhythmien

Liste 2

A. Lidocain
B. Propranolol
C. Kalium
D. Atropin
E. Verapamil

3.026		
3.027	3.2.3	Fragentyp F

Ein älterer Patient hat unbeabsichtigt 2 mg Digoxin eingenommen. 12 Std später klagt er über Unwohlsein, Erbrechen, Durchfall. Er wird sofort ins Krankenhaus gebracht, wo folgendes Elektrokardiogramm erhalten wird:

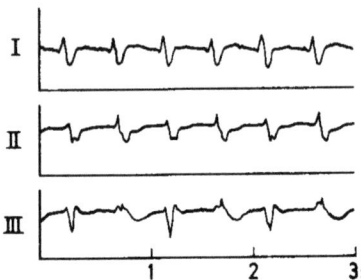

3.026

Das spezifische Zeichen einer Digitalisvergiftung bei diesem Patienten ist

A. Sinusbradykardie mit AV-Block

B. irreguläre P-Welle

C. ventriculäre Tachykardie mit alternierenden Änderungen der Richtung im QRS-Komplex (bidirektionale Tachykardie)

D. Vorhofflimmern

E. keines der angegebenen

3.027

Die wirksamste Behandlung der hier vorliegenden Digoxin-Vergiftung ist

A. Chinidin, um den Herzautomatismus zu unterdrücken

B. Kaliumchlorid, um den Herzautomatismus zu unterdrücken

C. Calciumchlorid, um den Herzautomatismus zu unterdrücken

D. Atropin, um den Sinusknoten zu beschleunigen und die Herzaktivität zu steuern

E. Isoproterenol, um die Kontraktilität des Herzens zu erhöhen

3.028   3.2.3   Fragentyp A

Unwohlsein und Erbrechen unter Digitalis-Therapie sind hauptsächlich verursacht durch

A. Kontamination des Digoxin mit Magenschleimhaut reizenden Begleitstoffen
B. die direkte Irritierung der Magenschleimhaut durch Digoxin
C. Stimulierung der Triggerzone im Brechzentrum
D. Die Wirkung von Digoxin am Herzen
E. keine der angegebenen Mechanismen

3.029   3.2.3   Fragentyp D

Herzarrhythmien unter Digitalistherapie können begünstigt werden durch

1) Entzündungen am Herzen
2) Hypokaliämien
3) Ischämie des Myokards
4) Hypercalcämie

Wählen Sie bitte die zutreffende Aussagenkombination.

A. Nur 1, 2 und 3 sind richtig
B. Nur 1 und 3 sind richtig
C. Nur 2 und 4 sind richtig
D. Nur 4 ist richtig
E. Alle Aussagen sind richtig

3.030   3.2.3   Fragentyp C

Ein digitalisierter Patient soll keine Calciuminjektion erhalten,

weil

Calciumionen die toxische Wirkung der Herzglykoside verstärken.

3.031　　　　　　3.2.3　　　　　　　Fragentyp A

Welche der folgenden Sofortmaßnahmen sind sinnvoll, um tachykarde Arrhythmien bei Intoxikation eines Patienten mit Digitoxin zu behandeln?

A. Gabe von Furosemid und forcierte Diurese, um Digitoxin möglichst schnell zu eliminieren
B. Sofortige elektrische Kardioversion
C. Kalium intravenös infundieren
D. Parasympathomimetica geben
E. Calciumgluconat langsam unter EKG-Kontrolle intravenös infundieren

3.032　　　　　　3.2.3　　　　　　　Fragentyp A

Eine Erhöhung der Serum-Calciumkonzentration hat folgende Wirkung auf das Herz:

A. Lähmung der Erregungsbildung im Sinusknoten
B. Hemmung der Überleitung im AV-Knoten
C. Verstärkung der Kontraktionskraft
D. Verminderung der Kontraktionskraft
E. Dilatation des Herzens

3.033　　　　　　3.2.3　　　　　　　Fragentyp C

Bei Vergiftung mit Herzglykosiden kann es zu einer Hyperkaliämie kommen,

weil

durch Hemmung der $(Na^+ + K^+)$-ATPase in den distalen Nierentubuli vermindert K^+ ausgeschieden wird.

3.034 3.2.3 Fragentyp A

Welches Symptom einer Digitalisüberdosierung wird durch eine Zufuhr von Kaliumionen nicht abgeschwächt, sondern verstärkt?

A. Ventriculäre Extrasystolen
B. Vorhoftachykardie
C. Kammertachykardie
D. Hemmung der AV-Überleitung
E. Bigeminus

3.035 3.3.1 Fragentyp A

Bei einem Patienten mit Mitralstenose wird die Diagnose Vorhofflattern mit AV-Block 2. Grades gestellt. Kammerfrequenz 150/min. Vorhoffrequenz 300/min. Der Patient ist nicht medikamentös vorbehandelt. Da ein beginnendes Lungenödem vorliegt, ist eine Notfallbehandlung mit Strophanthin angezeigt,

A. weil es die Frequenz des Vorhofflatterns senkt und die AV-Leitung verbessert
B. weil es die Leitfähigkeit des AV-Knotens vermindert
C. weil es die Leitfähigkeit des AV-Knotens verbessert
D. weil es die Erregbarkeit der Ventrikel vermindert
E. Keine der Antworten ist richtig

3.036		
3.037	3.3.2	Fragentyp D

Atembeschwerden können unter anderem durch einen Bronchospasmus (Asthma bronchiale) oder durch ein kardiales Lungenödem (Asthma cardiale) bedingt sein. Welche der unten angegebenen Arzneimittel sind indiziert bei

3.036 Asthma bronchiale

3.037 Asthma cardiale

1) β-Sympathomimeticum
2) Herzglykosid
3) Opiatanalgeticum
4) Salureticum
5) Glucocorticoid

Wählen Sie bitte die zutreffende Aussagenkombination.

A. Nur 1, 3 und 5 sind richtig
B. Nur 1 und 5 sind richtig
C. Nur 2, 3 und 4 sind richtig
D. Nur 2 und 4 sind richtig
E. Alle Aussagen sind richtig

3.038	3.3.2	Fragentyp C

Bei Asthma cardiale mit Atemnot ist Salbutamol indiziert,

weil

Salbutamol zu einer Erweiterung spastisch kontrahierter Bronchien führt.

3.039	3.4	Fragentyp D

Welche der folgenden Arzneimittel führen zu einer Verminderung der Kontraktionskraft des Herzens?

1) Orciprenalin
2) Propranolol
3) Verapamil
4) Phenytoin
5) Theophyllin

Wählen Sie bitte die zutreffende Aussagenkombination.

A. Nur 1, 3 und 5 sind richtig
B. Nur 1 und 5 sind richtig
C. Nur 2, 3 und 4 sind richtig
D. Nur 2 und 4 sind richtig
E. Alle Aussagen sind richtig

3.040	3.4	Fragentyp C

β-Receptorenblocker sind bei glykosidbedingten, bradykarden Rhythmusstörungen kontraindiziert,

weil

β-Receptorenblocker die Frequenz und die Erregungsleitungsgeschwindigkeit herabsetzen.

3.041   3.044
3.042   3.045   4.1
3.043   3.046   3.3.1   Fragentyp F

Bei einem Patienten mit Mitralstenose wird die Diagnose Vorhofflattern mit AV-Block 2. Grades gestellt. Kammerfrequenz 150/min. Vorhoffrequenz 300/min. Der Patient ist nicht medikamentös vorbehandelt. Da ein beginnendes Lungenödem vorliegt, ist eine Notfallbehandlung angezeigt.

3.041

Wählen Sie bitte von den folgenden Arzneimitteln des in Frage kommende:

A. Chinidin

B. Lidocain

C. Strophanthin

D. Orciprenalin

E. Diphenylhydantoin

Bitte nehmen Sie für die folgenden 5 Fragen Bezug auf die vorhergehene Frage:

3.042

Chinidin ist im vorliegenden Falle kontraindiziert,

weil

Chinidin die Frequenz des Vorhofflatterns senkt und die AV-Leitungsgeschwindigkeit beschleunigen kann.

3.043

Lidocain ist im vorliegenden Fall indiziert,

weil

Lidocain in therapeutischen Dosen den Blutdruck nicht beeinflußt.

3.044

Herzglykoside sind im vorliegenden Fall kontraindiziert,

weil

Herzglykoside einen bestehenden AV-Block verstärken können.

3.045

Orciprenalin ist im vorliegenden Fall kontraindiziert,

weil

Orciprenalin zu ventriculären Arrhythmien führen kann.

3.046

Diphenylhydantoin ist im vorliegenden Fall indiziert,

weil

Diphenylhydantoin die Überleitung im AV-Knoten verbessern kann.

4. Arzneitherapie von Herzrhythmusstörungen

4.001   4.1.1   Fragentyp A

Chinidin darf bei Vorhofflattern unter folgenden Bedingungen nicht gegeben werden, <u>außer</u>

A. Patient steht unter Cumarin-Therapie
B. Patient steht unter Digoxin-Therapie
C. Patient steht unter Furosemid-Therapie
D. Patient steht unter Reserpin-Therapie
E. Patient erhält keine zusätzliche Therapie

4.002   4.1.1   Fragentyp C

Die antifibrillatorischen Wirkungen der β-Receptorenblocker sind in der Therapie der paroxysmalen supraventriculären Tachykardie erwünscht,

<u>weil</u>

die Aktivierung des kontraktilen Apparates der Myofibrillen durch den Ca^{++}-Antagonismus der β-Receptorenblocker gehemmt wird.

4.003   4.1.1   Fragentyp C

Ein 40jähriger Patient, bei dem seit Jahren das Vorliegen einer Aortenklappeninsuffizienz rheumatischer Genese bekannt ist, kommt im Zustand eines kardiogenen Lungenödems zur Aufnahme. Die Herzfrequenz beträgt 140 Schläge/min (Sinusrhythmus). Die Atmung ist auf 40/min beschleunigt. Der Patient erhält sofort eine β-Receptoren-blockierende Substanz (z.B. Propranolol) i.v. injiziert,

<u>weil</u>

durch β-Receptorenblocker der Sinusrhythmus rasch normalisiert werden kann.

4.004	4.1.2	Fragentyp A

Bei akut auftretenden ventriculären Extrasystolen und Kammertachykardien nach Herzinfarkt ist welches der folgenden Mittel zur Rhythmusstabilisierung am geeignetsten?

A. Digoxin
B. Procain
C. Lidocain
D. Orciprenalin
E. Dobutamin

4.005	4.1.2	Fragentyp A

Welche Substanz ist für eine intravenöse Infusion bei ventriculärer Tachykardie geeignet?

A. Lidocain
B. Cocain
C. Carbachol
D. Strophanthin
E. Tetracain

4.006	4.1.2	Fragentyp A

Welches Pharmakon kann eine ventriculäre Tachykardie beseitigen?

A. Chinidin
B. Carbachol
C. Atropin
D. Orciprenalin
E. Strophanthin

4.007 4.1.2 Fragentyp A

Zur Behandlung der ventriculären paroxymalen Tachykardie eignet sich

A. Prostigmin
B. Digitoxin
C. Isoproterenol
D. Theophyllin
E. Procainamid

4.008 4.1.2 Fragentyp D

Unter Dauertherapie mit Diphenylhydantoin können folgende Nebenwirkungen auftreten:

1) Lupus erythematodes-Syndrom
2) Gingiva-Hypertrophie
3) Nystagmus und Doppelbilder
4) Nierenschädigung
5) Ventriculäre Extrasystolen

Wählen Sie bitte die zutreffende Aussagenkombination.

A. Nur 1, 3 und 5 sind richtig
B. Nur 2, 4 und 5 sind richtig
C. Nur 1, 2 und 3 sind richtig
D. Nur 3, 4 und 5 sind richtig
E. Alle Aussagen sind richtig

4.009 4.2 Fragentyp A

Welches der folgenden Pharmaka macht bei therapeutischer Dosierung <u>keine</u> Bradykardie?

A. Reserpin
B. Digoxin
C. Ajmalin
D. Propranolol
E. Orciprenalin

4.010   4.2   Fragentyp A

Beim Morgagni-Adam-Stokes-Anfall (plötzlicher Herzstillstand infolge einer Unterbrechung der AV-Überleitung) ist folgendes Medikament zur Therapie geeignet:

A. Chinidin
B. Digitoxin
C. Orciprenalin
D. Pentetrazol
E. Propranolol

4.011   4.2   Fragentyp A

Im Elektrokardiogramm wird die PQ-Dauer (Überleitungszeit) nicht verlängert durch

A. Orciprenalin
B. Chinidin
C. Propranolol
D. Procainamid
E. Digitoxin

4.012   4.2   Fragentyp C

Lidocain ist bei Sinusbradykardie während eines akuten Myokardinfarktes indiziert,

weil

dieses Pharmakon sämtliche im Rahmen des akuten Infarktes auftretenden Arrhythmien beseitigt.

4.013 4.3 Fragentyp D

Welche der folgenden Arrhythmien können durch Digitalisglykoside hervorgerufen werden?

1) Ventriculäre Extrasystolen
2) AV-Block
3) Kammertachykardie
4) Nodaler Ersatzrhythmus
5) Vorhofflimmern

Wählen Sie bitte die zutreffende Aussagenkombination.

A. Nur 1, 2 und 5 sind richtig
B. Nur 1, 2, 3 und 4 sind richtig
C. Nur 3, 4 und 5 sind richtig
D. Nur 1, 3 und 5 sind richtig
E. Alle Aussagen sind richtig

4.014 4.3 Fragentyp A

In der Regel kann ektopische ventriculäre Reizbildung durch folgende Einflüsse gefördert werden, außer

A. Hypoxie
B. Barium-Ionen
C. Aconitin
D. Procainamid
E. Orciprenalin

4.015		
4.016	4.3	Fragentyp F

4.015

Bei welchem der folgenden Narcotica kann es zu lebensbedrohenden Arrhythmien und Herzstillstand kommen?

1) Äther
2) Chloroform
3) Halothan
4) Ketamine
5) Stickoxidul

Wählen Sie bitte die zutreffende Aussagenkombination.

A. Nur 1 und 2 sind richtig
B. Nur 2 und 3 sind richtig
C. Nur 3 und 4 sind richtig
D. Nur 2 und 5 sind richtig
E. Nur 2, 3 und 4 sind richtig

4.016

Diese Narkotica bedingen Arrhythmien durch eine

A. Depolarisation der Myokardzellmembran
B. Stabilisierung der Myokardzellmembran
C. Sensibilisierung des Herzens gegen Catecholamine
D. Desensibilisierung des Herzens gegen Catecholamine
E. Verlängerung der Refraktärzeit des Schrittmachergewebes

5. Arzneitherapie von Coronarerkrankungen

5.001   5.1.1   Fragentyp A

Bei der Behandlung des pectanginösen Anfalls mit Nitroverbindungen ist für das Herz entscheidend, daß Nitroverbindungen

A. die Coronargefäße erweitern
B. den Blutdruck senken
C. das Angstgefühl beseitigen
D. den venösen Rückstrom vermindern
E. durch Erweiterung der Bronchien die Atmung erleichtern

5.002   5.1.1   Fragentyp A

Zur sofortigen Behandlung eines Angina pectoris-Anfalles soll ein Patient folgendes Arzneimittel mit sich führen:

A. Natriumnitrit
B. Theophyllin
C. Erythrit-tetranitrat
D. Nitroglycerin
E. Propranolol

5.003   5.1.2   Fragentyp A

Als Langzeittherapeuticum für einen Angina pectoris-Anfall eignet sich von den folgenden Mitteln am besten:

A. Verapamil
B. Isosorbitdinitrat
C. Nitroglycerin
D. Dipyridamol
E. Carbochromen

5.004	5.1.2	Fragentyp C

β-Receptorenblocker können bei Angina pectoris angewendet werden,

weil

β-Receptorenblocker positiv inotrop wirken und dadurch die Sauerstoffversorgung des Herzens verbessern.

5.005	5.1.2	Fragentyp C

β-Receptorenblocker (z.B. Propranolol) können bei Angina pectoris zwar die Anfallshäufigkeit verringern, den akuten Anfall aber nicht beseitigen,

weil

β-Receptorenblocker die Coronardurchblutung durch Erweiterung der Coronargefäße erhöhen.

5.006	5.1.2	Fragentyp C

Eine weitere Dilatation der Coronarien in hypoxischen Bereichen ist bei Angina pectoris nicht möglich,

weil

die bei Angina pectoris auftretende Hypoxie bereits ein maximaler Reiz zur Gefäßdilatation ist.

5.007	1.2.1 5.1.2	Fragentyp D

Indikationen für β-Receptorenblocker sind:

1) Status asthmaticus
2) Periphere Durchblutungsstörungen
3) Essentielle Hypertonie
4) Herzinsuffizienz
5) Angina pectoris-Beschwerden

Wählen Sie bitte die zutreffende Aussagenkombination.

A. Nur 2 und 5 sind richtig
B. Nur 1 und 2 sind richtig
C. Nur 3, 4 und 5 sind richtig
D. Nur 3 und 5 sind richtig
E. Alle Aussagen sind richtig

5.008	5.2.1	Fragentyp C

Bei Myokardinfarkt steht die sofortige Behandlung mit starken Analgetica (Morphin) im Vordergrund,

weil

beim Myokardinfarkt zur Ruhigstellung die Beseitigung der durch den heftigen ischämischen Schmerz verursachten psychischen Erregung nötig ist.

6. Pharmakotherapie arterieller und venöser Durchblutungsstörungen

---

6.001 6.1.2 Fragentyp D

Salicylate

1) mindern die gerinnungshemmende Wirkung von Dicumarolderivaten
2) erniedrigen die Prothrombin-Konzentration des Plasmas
3) hemmen die Thrombocytenaggregation
4) vermindern die Thrombocytenzahl

Wählen Sie bitte die zutreffende Aussagenkombination.

A. Nur 1, 2 und 3 sind falsch
B. Nur 1 und 4 sind falsch
C. Nur 2 und 4 sind falsch
D. Nur 1, 2 und 4 sind falsch
E. Nur 1 und 3 sind falsch

6.002 6.2.2 Fragentyp A

Bei einem Patienten unter Therapie mit Clofibrat muß man vor allem folgende Nebenwirkungen beachten:

A. Bei gleichzeitiger Anticoagulantientherapie mit Cumarinen kommt es zu einer stärkeren Erniedrigung der Plasmathrombinwerte
B. Bei gleichzeitiger Therapie mit Schilddrüsenhormonen kann deren Wirkung vermindert sein
C. Die Empfindlichkeit des Herzens gegen Digoxin ist gesteigert
D. Es kann zu Avitaminosen fettlöslicher Vitamine kommen
E. Die Cholesterinsynthese der Leber nimmt ab

| 6.003 | 6.2.2 | Fragentyp C |

Cholestyramin führt bei oraler Applikation zu einer Verminderung des Plasmacholesterins,

weil

es im Darm den enterohepatischen Kreislauf der Gallensäure unterbricht.

6.004 6.007		
6.005 6.008		
6.006	6.2.2	Fragentyp B

Teilen Sie bitte den in Liste 1 angegebenen Atherosklerose-Mitteln den entsprechenden Wirkungsmechanismus aus der Liste 2 zu.

Liste 1

6.004 Clofibrat
6.005 Nicotinsäure
6.006 Cholestyramin
6.007 Sitosterin
6.008 Heparin

Liste 2

A. Hemmung der Lipolyse durch Hemmung der Adenylatcyclase

B. Hemmung der Cholesterinsynthese

C. Bindung von Gallensäure im Darm und dadurch vermehrte Umwandlung von Cholesterin in Gallensäure

D. Aktivierung der Lipoprotein-Lipase

E. Kompetitive Hemmung der Aufnahme von Cholesterin im Darm

| 6.009 | 6.2.2 | Fragentyp D |

Welche der folgenden prophylaktischen Maßnahmen vermindert das Risiko einer Atherosklerose-Entwicklung?

1) Vermeidung von Übergewicht durch mäßiges Essen
2) Mäßigung oder am besten Unterlassen von Rauchen
3) Regelmäßige zusätzliche Zufuhr einer ausgewogenen Kombination von Vitaminen
4) Behandlung eines bestehenden Diabetes mellitus
5) Behandlung einer bestehenden Hypertonie

Wählen Sie bitte die zutreffende Aussagenkombination.

A. Nur 1, 2 und 3 sind richtig
B. Nur 1, 3 und 4 sind richtig
C. Nur 1, 2, 4 und 5 sind richtig
D. Nur 4 und 5 sind richtig
E. Nur 2, 3 und 5 sind richtig

6.010   6.2.2   Fragentyp A

Welche der folgenden Nebenwirkungen muß bei der Therapie
mit Clofibrat beachtet werden?

A. Unangenehme periphere Hyperämie mit Hitzewallungen
B. Induktion einer Cholelithiasis
C. Avitaminose durch Bindung fettlöslicher Vitamine
D. Unruhe mit Gewichtsabnahme
E. Tachykarde Arrhythmien

6.011   6.3.1   Fragentyp C

Heparin kann bei genauer Indikation in der Schwangerschaft gegeben werden,

weil

Heparin nicht wie die oralen Antikoagulantien die
Placentaschranke überwinden kann.

6.012	6.015		
6.013			
6.014		6.3.1	Fragentyp B

Ordnen Sie bitte den in Liste 1 aufgeführten Substanzen die in vivo wirksamen Antagonisten der Liste 2 zu.

Liste 1

6.012 Phenprocoumon
6.013 Urokinase
6.014 Heparin
6.015 Eisen

Liste 2

A. Desferrioxamin
B. Phenindion
C. Phytomenadion
D. Protamin
E. ε-Aminocapronsäure

7. Pharmakotherapie von Erkrankungen der Atmungsorgane

7.001   7   Fragentyp A

Bei Anwendung welcher der genannten Substanzen braucht <u>nicht</u> mit dem Auftreten einer Bronchoconstriction gerechnet werden?

A. Carbachol
B. Neostigmin
C. d-Tubocurarin
D. Decamethonium
E. Histamin

7.002   7.1.1 24.2   Fragentyp C

Bei Säuglingen und Kleinkindern dürfen α-Sympathomimetica lokal zur Therapie eines Schnupfens nur mit Vorsicht angewendet werden,

<u>weil</u>

Haut und Schleimhäute von Säuglingen und Kleinkindern Arzneimittel besser resorbieren als die von Erwachsenen und deshalb mit systemischen Nebenwirkungen zu rechnen ist.

7.003   7.1.1   Fragentyp C

Bei Schnupfen (Rhinitis acuta) ist die lokale kurzzeitige Anwendung eines α-Sympathomimeticums indiziert,

<u>weil</u>

die α-Sympathomimetica durch ihre vasoconstrictorische Wirkung die Schleimhäute zum Abschwellen bringen.

7.004   7.2   Fragentyp C

Antitussiva und Expectorantien sollten im allgemeinen nicht kombiniert werden,

weil

durch die Hemmung des Hustenreflexes ein Ausstoßen des durch das Expectorans gebildeten Sekrets erschwert wird.

7.005 7.008
7.006 7.009
7.008   7.2   Fragentyp B

Folgende, bei Erkrankung der Atemwege angewandte Pharmaka der Liste 1 haben primär welche der in Liste 2 genannten Wirkungen?

Liste 1

7.005 Bromhexin
7.006 N-Acetylcystein
7.007 Codein
7.008 Terbutalin
7.009 Guaifenesin

Liste 2

A. Erweiterung der Bronchiolen
B. Dämpfung des Hustenzentrums
C. Sekretionssteigerung
D. Mucolytische Wirkung
E. Magenschleimhautreizung

7.010   7.2   Fragentyp A

Noscapin wirkt hustenstillend durch

A. Hemmung der Dehnungsreceptoren der Bronchialschleimhaut
B. Förderung der Sekretbewegung in den Bronchien
C. lokalanaesthetische Wirkung an der Glottis
D. reflektorische Vaguserregung über Reizung der Magenschleimhaut
E. Hemmung des Hustenzentrums

7.011   7.2.1   Fragentyp C

N-Acetylcystein und Bromhexin werden als Expectorantien gegeben,

weil

Secretomotorica die Sekretbewegung und dadurch das Aushusten fördern.

7.012   7.2.1   Fragentyp D

Welche der folgnden Mittel verursachen reflektorisch über eine Reizung der Magenschleimhaut eine Vermehrung des Bronchialsekrets?

1) Kaliumjodid
2) Ammoniumchlorid
3) Natriumkarbonat
4) Aluminiumsilikat
5) Magnesiumsulfat

Wählen Sie bitte die zutreffende Aussagenkombination.

A. Nur 1 und 2 sind richtig
B. Nur 3 und 4 sind richtig
C. Nur 1, 2 und 5 sind richtig
D. Nur 1, 3 und 4 sind richtig
E. Alle Aussagen sind richtig

7.013   7.2.1   Fragentyp C

Emetin ist ein Brechmittel, das zur Steigerung der Bronchialsekretion benützt werden kann,

weil

durch Emetin die Peristaltik im Magen-Darm-Trakt erhöht wird.

7.014	7.2.1	Fragentyp A

Welche der folgenden Substanzen ist ein Expectorans?

A. Emetin
B. Codein
C. Ephedrin
D. Atropin
E. Pilocarpin

7.015	7.2.2	Fragentyp A

Folgende Antitussiva erzeugen physische Abhängigkeit, außer

A. Noscapin
B. Hydrocodon
C. Normethadon
D. Thebacon
E. Codein

7.016	7.2.2	Fragentyp A

Welches der angegeben Antitussiva hat keine zentralanalgetische und atemdepressive Wirkung?

A. Hydrocodon
B. Codein
C. Thebacon
D. Normethadon
E. Noscapin

7.017　　　　　　　7.4.1　　　　　　　　Fragentyp C

Beim Asthma bronchiale ist die Gabe von Beta-Receptorenblockern indiziert,

weil

Beta-Receptorenblocker durch ihre negativ inotrope Wirkung die Sauerstoffbilanz des Herzens verbessern.

7.018　　　　　　　7.4.1　　　　　　　　Fragentyp C

Beim Asthma bronchiale kann Isoprenalin als Aerosol angewandt werden,

weil

Isoprenalin von der Bronchialschleimhaut und von den Alveolen nicht resorbiert wird.

7.019　　　　　　　7.4.1　　　　　　　　Fragentyp A

Bei obstruktiven Atemwegserkrankungen ist die Anwendung welcher der folgenden Gruppen von Pharmaka von spezifischen Risiken begleitet?

A. Digitalisglykoside
B. Xanthinderivate
C. Jodide
D. Saluretica
E. β-Receptorenblocker

7.020　　　　　　　7.4.1　　　　　　　　Fragentyp A

Welches der aufgeführten Pharmaka ist zur Behandlung des Bronchialasthmas ungeeignet?

A. Salbutamol
B. Theophyllin
C. Prednisolon
D. Ephedrin
E. Carbachol

7.021   7.4.1   Fragentyp D

Orciprenalin

1) kann in Form sogenannter "Dosieraerosole" bei der Asthmabehandlung beliebig oft inhaliert werden
2) wirkt bei Inhalation nur lokal an der Bronchialmuskulatur und wird nicht resorbiert
3) verengt Coronargefäße
4) kann einen Angina pectoris-Anfall auslösen
5) ist zur Behandlung des atrio-ventriculären Blocks geeignet

Wählen Sie bitte die zutreffende Aussagenkombination.

A. Nur 1 und 2 sind richtig
B. Nur 2 und 4 sind richtig
C. Nur 3 und 4 sind richtig
D. Nur 4 und 5 sind richtig
E. Nur 1 und 5 sind richtig

7.022   7.4.1   Fragentyp A

Die häufigste Nebenwirkung nach Gabe von Isoproterenol zur Behandlung von Asthma bronchiale ist

A. Akkommodationslähmung
B. Tachykardie
C. posturale Hypotonie
D. Diarrhoe
E. exfoliative Dermatitis

7.023   7.4.1   Fragentyp C

Salbutamol wird beim Bronchialasthma bevorzugt angewandt,

weil

Salbutamol nur geringe Wirkung auf die Herzfunktion hat.

7.024	7.4.1 7.4.2	Fragentyp D

Welche der folgenden Mittel können zur Behandlung des Asthma bronchiale sinnvoll angewendet werden?

1) Antihistaminica
2) Methylxanthine
3) β-Sympatholytica
4) Glucocorticoide

Wählen Sie bitte die zutreffende Aussagenkombination.

A. Nur 1 und 3 sind richtig
B. Nur 2 und 4 sind richtig
C. Nur 1, 2 und 3 sind richtig
D. Nur 2, 3 und 4 sind richtig
E. Alle Aussagen sind richtig

7.025	7.4.2	Fragentyp D

Ein Patient mit schwerem Asthma bronchiale wurde für 6 Monate mit therapeutischen oralen Dosen Prednison behandelt. 3 Tage nach Absetzen der Therapie zeigen sich welche typischen Zeichen

1) Erhöhte 17-Hydroxycorticosteroid-Ausscheidung
2) Erniedrigter K^+-Plasmaspiegel
3) Erhöhter Adrenocorticotropin-Plasmaspiegel
4) Der ACTH-Stimulierungstest, gemessen an der 17-Hydrocorticosteroidausscheidung nach ACTH-Infusion zeigt weniger als normale Werte.

Wählen Sie bitte die zutreffende Aussagenkombination.

A. Nur 1, 2 und 3 sind richtig
B. Nur 1 und 3 sind richtig
C. Nur 2 und 4 sind richtig
D. Nur 4 ist richtig
E. Alle Aussagen sind richtig

7.026 7.4.2 Fragentyp D

Cromoglicinsäure

1) hemmt die Freisetzung von Mediatoren aus den Mastzellen der Bronchialschleimhaut
2) ermöglicht die Erniedrigung der Glucocorticoiddosis beim Asthma bronchiale
3) wird erfolgreich zur Kupierung des Asthmaanfalles angewendet
4) wird nach oraler Gabe schnell resorbiert

Wählen Sie bitte die zutreffende Aussagenkombination.

A. Nur 1 und 2 sind richtig
B. Nur 2 und 3 sind richtig
C. Nur 3 und 4 sind richtig
D. Nur 2 und 4 sind richtig
E. Keine Aussage ist richtig

7.027 7.4.2 Fragentyp C

Cromoglicinsäure hat sich als Prophylakticum bei Asthma bronchiale bewährt, ist aber beim akuten Asthmaanfall wirkungslos,

weil

Cromoglicinsäure die Freisetzung von Mediatoren aus den Mastzellen der Bronchialschleimhaut hemmt.

7.028 7.5 Fragentyp A

Welches der folgenden Medikamente wird beim Status asthmaticus als Sofortmaßnahme gegeben?

A. Codein oral
B. Prednisolon i.v. in hohen Dosen
C. Salbutamol als Aerosol
D. Diazepam i.v.
E. Chromoglycinsäure als Aerosol

| 7.029 | 7.5 | Fragentyp A |

Zu den therapeutischen Maßnahmen beim Status asthmaticus gehört nicht die intravenöse Gabe von

A. Diazepam
B. Aminophyllin
C. hochdosierten Glucocorticoiden
D. Salbutamol
E. Propranolol

7.030	7.033	7.8.1	
7.031	7.034	7.8.3	
7.032		7.8.4	Fragentyp F

7.030

Welche der folgenden Arzneimittel sind bei Lungenembolie indiziert:

1) Heparin
2) Eupaverin
3) Morphium
4) Diazepam

Wählen Sie bitte die zutreffende Aussagenkombination.

A. Nur 1, 2 und 3 sind richtig

B. Nur 1 und 3 sind richtig

C. Nur 2 und 4 sind richtig

D. Nur 4 ist richtig

E. Alle Aussagen sind richtig

7.031

Die Gabe von Heparin ist bei Lungenembolie nicht angezeigt,

weil

Heparin als Anticoagulans einen langsameren Wirkungseintritt hat als Cumarin.

7.032

Die Gabe von Eupaverin bei Lungenembolie ist indiziert,

weil

Eupaverin zu einer Spasmolyse der glatten Muskulatur führt.

7.033

Die Gabe von Morphium ist bei Lungenembolie kontraindiziert,

weil

Morphium zu einer Atemdepression führt.

7.034

Die Gabe von Diazepam ist bei Lungenembolie angezeigt,

weil

Diazepam durch seine relaxierende Wirkung auf die Skelettmuskulatur deren Sauerstoffverbrauch herabsetzt.

7.035	7.8.4	Fragentyp C

Cumarin und Heparin werden (bei Gefahr von Lungenembolie und Herzinfarkt) nicht kombiniert gegeben,

weil

sowohl Cumarin als auch Heparin die Blutgerinnung hemmen.

8. Therapie von Anämien

8.001	8.004		
8.002			
8.003		8.1	Fragentyp D

Suchen Sie bitte für die in Liste 1 aufgeführten Präparate die entsprechenden, in Liste 2 aufgeführten Anwendungen.

Liste 1

8.001 Vitamin B_{12}

8.002 Folsäure

8.003 Verbindungen des 3wertigen Eisens

8.004 Verbindungen des 2wertigen Eisens

Liste 2

A. Orale Behandlung der perniziösen Anämie

B. Parenterale Behandlung der perniziösen Anämie

C. Orale Behandlung der Eisenmangelanämie

D. Parenterale Behandlung der Eisenmangelanämie

E. Behandlung der makrocytären Anämie bei Sprue

8.005	8.1	Fragentyp D

Für die Behandlung der Anämien gilt:

1) Den größten Behandlungserfolg erzielt man mit Kombinationspräparaten, die Eisen, Vitamin B_{12} und Folsäure enthalten

2) Die Art der Anämie muß diagnostisch gesichert sein, da die Therapie gezielt sein muß. Bei Eisenmangelanämie ist z.B. nur Eisen indiziert

3) Bei Megaloblasten-Anämien ist es sinnvoll, eine Kombination von Folsäure und Vitamin B_{12} zu geben, da der Stoffwechsel der beiden Vitamine gekoppelt ist

4) Bei perniziöser Anämie ist die parenterale Gabe von Vitamin B_{12} die Methode der Wahl

Wählen Sie bitte die zutreffende Aussagenkombination.

A. Nur 1 ist richtig
B. Nur 1 und 3 sind richtig
C. Nur 2 und 3 sind richtig
D. Nur 2 und 4 sind richtig
E. Nur 2, 3 und 4 sind richtig

8.006   8.2   Fragentyp C

Schlucken kleine Kinder versehentlich eine größere Menge von Eisen II-haltigen Dragees, ist mit einer gefährlichen Vergiftung zu rechnen,

weil

Eisen II in hohen Dosen bei kleinen Kindern in der Darmschleimhaut durch passive Diffusion relativ gut resorbiert wird, so daß es zu toxischen Mengen im Blut kommen kann.

8.007   8.2   Fragentyp A

Die parenterale Eisentherapie ist

A. nur in Kombination mit Vitamin B_{12} angezeigt
B. die Methode der Wahl, da sie die größte Wirksamkeit mit den geringsten Nebenwirkungen bietet
C. der oralen Eisentherapie gleichwertig
D. unwirksam, da das Eisen am Injektionsort fest gebunden wird
E. nur dann indiziert, wenn die orale Eisentherapie nicht durchführbar ist, da es bei der parenteralen Injektion leicht zu Überdosierungen kommen kann

8.008   8.2   Fragentyp D

Für die Behandlung einer akuten oralen Eisenvergiftung gilt:

1) Man sollte schnelles Erbrechen induzieren
2) Die Gabe eines Gemisches von Milch und rohen Eiern (Komplexierung des Fe durch die Proteine) ist eine geeignete Sofortmaßnahme
3) Komplexbildner, wie EDTA, EGTA und Dimercaprol eignen sich vorzüglich, das überschüssige Eisen abzufangen
4) Orale und parenterale Gaben von Deferoxamin sind ein gutes Mittel zur Behandlung von Eisenintoxikationen

Wählen Sie bitte die entsprechende Aussagenkombination.

A. Nur 3 ist richtig
B. Nur 1 und 3 sind richtig
C. Nur 3 und 4 sind richtig
D. Nur 1, 3 und 4 sind richtig
E. Nur 1, 2 und 4 sind richtig

8.009	8.012		
8.010			
8.011		8.3	Fragentyp B

Ein Vitaminmangel macht sich durch ganz charakteristische Krankheitssymptome bemerkbar. Wählen Sie bitte für jedes numerierte Vitamin (Liste 1) dasjenige Krankheitssymptom (Liste 2) aus, das ihm entspricht.

Liste 1

8.009 Vitamin D_3

8.010 Vitamin B_6

8.011 Vitamin B_{12}

8.012 Folsäure

Liste 2

A. Polyneuritis mit sensiblen und motorischen Störungen, Herzerweiterung und Ödeme, Schwund der Muskulatur (besonders der unteren Extremitäten)

B. Eine abnorme Weichheit der Knochen, Skelettdeformationen, Spasmophilie

C. Nach Isoniazidgaben auftretende neuritische Formen, epileptiforme (resistente) Krämpfe bei Neugeborenen

D. Beim Säugling: Metaphysenstörungen mit Ablösen des Periost, stark ausgeprägte Schmerzempfindlichkeit, verzögerte Zahnbildung

E. Müdigkeit, Diarrhoe, Blässe, makrocytäre Anämie, neurologische Schäden

8.013   8.3.1   Fragentyp D

Wird eine Vitamin B_{12}-Mangel-Anämie (perniziöse Anämie) versehentlich mit Folsäure behandelt, können welche der folgenden Schäden nicht behoben werden?

1) Hämatologische Störungen
2) Kardiovasculäre Störungen
3) Gastrointestinale Störungen
4) Neurologische Störungen

Wählen Sie bitte die zutreffende Aussagenkombination.

A. 1, 2 und 3 sind richtig
B. 1 und 3 sind richtig
C. 2 und 4 sind richtig
D. Nur 4 ist richtig
E. Alle Aussagen sind richtig

8.014   8.3.1   Fragentyp C

Bei Megaloblastenanämien ist es immer sinnvoll, eine Kombination von Folsäure und Vitamin B_{12} zu geben,

weil

der Stoffwechsel der beiden Vitamine gekoppelt ist.

8.015   8.3.1   Fragentyp C

Orale Applikation von Vitamin B_{12} bei Leistungsschwäche (z.B. Schulmüdigkeit, Klimakterium, Alter) ist nicht sinnvoll,

weil

Müdigkeit und herabgesetzte Leistungsfähigkeit Frühzeichen der perniziösen Anämie sind.

9. Antiallergische Therapie

9.001   9   Fragentyp A

Welches der folgenden Therapieschemata ist bei anaphylaktischem Schock indiziert?

A. Sofort Adrenalin i.v., dann hochdosiert ein Glucocorticoid i.v.
B. Sofort ein Antihistaminicum i.v., dann hochdosiert ein Glucocorticoid i.v.
C. Sofort ein Glucocorticoid i.v., dann ein β-Sympathomimeticum als Infusion
D. Sofort ein Ca-Salz i.v., dann Adrenalininfusion und ein Glucocorticoid i.v.
E. Sofort Adrenalininfusion, dann Cromoglycinsäure

9.002   9.1.1   Fragentyp C

Beim anaphylaktischen Schock müssen Glucocorticoide hoch dosiert werden. Dabei ist kaum mit den für Glucocorticoide üblichen Nebenwirkungen zu rechnen,

weil

die akute Toxicität von Glucocorticoiden gering ist.

9.003   9.1.2   Fragentyp D

Bei welchen der folgenden allergischen Reaktionen sind Antihistaminica indiziert?

1) Anaphylaktischer Schock
2) Heuschnupfen
3) Asthma bronchiale
4) Urticaria

Wählen Sie bitte die zutreffende Aussagenkombination.

A. Nur 1, 2 und 3 sind richtig
B. Nur 1 und 3 sind richtig
C. Nur 2 und 4 sind richtig
D. Nur 4 ist richtig
E. Alle Aussagen sind richtig

9.004   9.2.1   Fragentyp D

Als Sofortmaßnahme wird beim anaphylaktischen Schock Adrenalin i.v. gegeben, weil Adrenalin

1) Vasoconstriction verursacht
2) das Herzminutenvolumen vergrößert
3) schnell wirkt
4) die Freisetzung von Histamin hemmt

Wählen Sie bitte die zutreffende Aussagenkombination.

A. Nur 1, 2 und 3 sind richtig
B. Nur 1 und 3 sind richtig
C. Nur 2 und 4 sind richtig
D. Nur 4 ist richtig
E. Alle Aussagen sind richtig

9.005　　　　　　　　9.2.1　　　　　　　　Fragentyp A

Welcher der folgenden Arzneistoffe sollte beim anaphylaktischen Schock als erste Maßnahme gegeben werden?

A. Natriumbicarbonat
B. Calcium
C. Antihistaminicum
D. Adrenalin
E. Glucocorticoid

10. Pharmakotherapie rheumatischer Erkrankungen und der Gicht

10.001   10.1   Fragentyp A

Zur Rezidivprophylaxe des akuten rheumatischen Fiebers ist folgendes Medikament indiziert:

A. Acetylsalicylsäure
B. Penicillin
C. D-Penicillamin
D. Indometacin
E. Cortison

10.002   10.2   Fragentyp A

Welche der folgenden Antirheumatica können als Nebenwirkung Sehstörungen verursachen?

1) Acetylsalicylsäure
2) D-Penicillamin
3) Indometacin
4) Aureothioglucose
5) Chloroquin

Wählen Sie bitte die zutreffende Aussagenkombination.

A. Nur 1, 2 und 4 sind richtig
B. Nur 2, 3 und 5 sind richtig
C. Nur 3 und 5 sind richtig
D. Nur 1 und 4 sind richtig
E. Nur 2 und 5 sind richtig

10.003	10.2	Fragentyp C

Nicotinsäureester werden bei der lokalen Behandlung von rheumatischen Erkrankungen verwendet,

weil

Nicotinsäureester die Haut irritieren und so eine bessere Hyperämisierung der Haut herbeiführen.

10.004	10.007		
10.005	10.008		
10.006	10.009	10.2	Fragentyp B

Ordnen Sie bitte den Nebenwirkungen der Liste 1 denjenigen Arzneistoff der Liste 2 zu, für den die Nebenwirkungen typisch sind.

Liste 1

Liste 2

10.004 Ohrensausen

10.005 Kopfschmerzen

10.006 Schleimhautschäden im Mund

10.007 Geschmacksstörungen

10.008 Haarausfall

10.009 Metabolische Acidose

A. Acetylsalicylsäure

B. Indometacin

C. D-Penicillamin

D. Chloroquin

E. Aureothioglucose

10.010	10.2.1	Fragentyp A

Indometacin

A. ist ein wirksameres Antirheumaticum als Acetylsalicylsäure

B. hat keine antipyretische Wirkung

C. kann Kopfschmerzen verursachen

D. hat eine größere analgetische Wirkung als Acetylsalicylsäure

E. ist im Gegensatz zur Acetylsalicylsäure nicht ulcerogen

10.011		
10.012	10.2.1	Fragentyp F

10.011

Zur Behandlung eines akuten rheumatischen Fiebers wird Acetylsalicylsäure in einer Tagesdosis von 6 g gegeben. Mit welcher der nachfolgend genannten Nebenwirkungen muß man dabei rechnen?

A. Methämoglobinbildung

B. Toxische Nierenschädigung

C. Respiratorische Alkalose

D. Respiratorische Acidose

E. Porphyrie

10.012

Diese Nebenwirkung kommt zustande, weil Acetylsalicylsäure

A. in hohen Dosen gegeben in den Nierentubuli auskristallisiert

B. durch einen vermehrten Austausch von H^+ gegen Na^+ in der Niere eine vermehrte Ausscheidung von Wasserstoffionen bewirkt

C. durch eine zentral ausgelöste Hyperpnoe die CO_2-Spannung im Blut senkt

D. als starkes Oxidationsmittel in hohen Dosen gegeben Fe^{2+} zu Fe^{3+} oxidiert

E. die δ-Aminolävulinsäuresynthese induziert

10.013	10.2.1	Fragentyp A

Welches der folgenden Analgetica hat zugleich die stärkste antirheumatische Wirkung?

A. Acetylsalicylsäure

B. Morphin

C. Nefopam

D. Paracetamol

E. Penicillamin

10.014　　　　　　10.2.1　　　　　　　　　　Fragentyp A

Welcher der folgenden Arzneistoffe sollte für die symptomatische Therapie einer frisch diagnostizierten rheumatoiden Arthritis eingesetzt werden?

A. Acetylsalicylsäure
B. Aureothioglucose
C. Chloroquin
D. D-Penecillamin
E. Prednisolon

10.015
10.016　　　　　　10.2.1　　　　　　　　　　Fragentyp F

10.015

Mit welchem Medikament kann eine Überdosierung von Acetylsalicylsäure behandelt werden?

A. Natriumbicarbonat
B. Probenecid
C. Prostaglandin E_2
D. Ammoniumchlorid
E. Penicillamin

10.016

Dieses Medikament bewirkt

A. eine Hemmung der Rückresorption von Acetylsalicylsäure in den Tubuli
B. eine Erniedrigung des pH im Urin
C. eine Erhöhung des pH im Urin
D. eine Komplexbildung mit Acetylsalicylsäure
E. einen direkten Antagonismus zur Wirkung der Acetylsalicylsäure

10.017	10.2.2	Fragentyp C

Synthetische Glucocorticoide vom Typ des Prednisolon und Prednison sind bei der Therapie rheumatischer Erkrankungen dem Cortisol vorzuziehen,

<u>weil</u>

synthetische Glucocorticoide eine geringere diabetogene Wirkung haben.

10.018	10.2.2	Fragentyp D

Bei einer über mehrere Monate fortgesetzten Therapie primärer chronischer Polyarthritis mit hohen Dosen von Hydrocortison

1) kann eine echte Heilung des Leidens erreicht werden
2) ist eine Na^+- und Wasserretention als Nebenwirkung unausbleibbare Folge
3) kommt es zu einer Minderung der Sekretion von körpereigenen Nebennierenrindenhormonen
4) ist die Infektionsanfälligkeit des Patienten erhöht
5) kann das Medikament ohne Schwierigkeiten bei Komplikationen sofort abgesetzt werden

Wählen Sie bitte die zutreffende Aussagenkombination.

A. Nur 1 und 3 sind richtig
B. Nur 2, 3 und 4 sind richtig
C. Nur 3 und 4 sind richtig
D. Nur 3, 4 und 5 sind richtig
E. Nur 2, 3 und 5 sind richtig

10.019	10.2.2	Fragentyp C

Bei einem Corticosteroid-bedürftigen Rheumatiker sollten andere Corticoide als Dexamethason für die Dauerbehandlung eingesetzt werden,

<u>weil</u>

Dexamethason eine besonders nachhaltige Hypophysenhemmwirkung besitzt, ohne andere Corticoide in dem angestrebten maximalen therapeutischen Effekt zu übertreffen.

10.020	10.2.2	Fragentyp A

Ein Rheumapatient wird über mehrere Monate unkontrolliert mit einer Kombination von Acetylsalicylsäure und Prednisolon behandelt. Bei der Aufnahme zur stationären Behandlung wegen einer Verschlechterung seines Allgemeinzustandes werden neben den spezifischen Gelenkveränderungen weitere Befunde erhoben. Welcher dieser nachfolgend aufgeführten Befunde ist mit hoher Wahrscheinlichkeit nicht durch die Glucocorticoid-Medikation bedingt?

A. Kopfschmerzen und Benommenheit
B. Glykosurie
C. Muskelatrophie
D. Osteoporose
E. Gewichtszunahme

	7.4.2	
10.021	10.2.2	Fragentyp C

Abruptes Absetzen einer langen Therapie mit Glucocorticoiden kann sehr risikoreich sein,

weil

nach einer solchen Therapie eine Nebennierenrindeninsuffizienz vorliegen kann.

10.022   10.2.2   Fragentyp D

Cortisol

1) hat in der antiphlogistischen Behandlung eine geringere Potenz als synthetische Glucocorticoide
2) hat weniger Mineralcorticoidwirkung als Prednisolon
3) sollte bei akutem rheumatischem Fieber mit Endomyokarditis und hohem Streptolysintiter durch Salicylate ersetzt werden
4) zeigt in therapeutischen Dosen eine größere Hypophysenhemmung als Dexamethason
5) fördert die Granulations- und Narbenbildung

Wählen Sie bitte die zutreffende Aussagenkombination.

A. Nur 1 und 2 sind richtig
B. Nur 1 und 3 sind richtig
C. Nur 2 und 4 sind richtig
D. Nur 3 und 5 sind richtig
E. Nur 4 und 5 sind richtig

10.023   7.4.2
                      10.2.2   Fragentyp D

Als Indikationen für die Anwendung von Glucocorticoiden gelten:

1) Rheumatische Arthritis
2) Schwere Osteoporose
3) Anaphylaktischer Schock
4) Maligne Tumoren
5) Asthma bronchiale

Wählen Sie bitte die zutreffende Aussagenkombination.

A. Nur 1, 2, 3 und 4 sind richtig
B. Nur 2, 3 und 4 sind richtig
C. Nur 1, 4 und 5 sind richtig
D. Nur 1, 3, 4 und 5 sind richtig
E. Nur 1, 2 und 5 sind richtig

10.024 10.2.2 Fragentyp D

Als Kontraindikationen bei längerdauernder Anwendung von Glucocorticoiden gelten:

1) Asthma bronchiale
2) Schwere Osteoporose
3) Anaphylaktischer Schock
4) Magen-Darm-Ulcera

Wählen Sie bitte die zutreffende Aussagenkombination.

A. Nur 1, 2 und 3 sind richtig
B. Nur 1 und 3 sind richtig
C. Nur 2 und 4 sind richtig
D. Nur 4 ist richtig
E. Alle Aussagen sind richtig

10.025 10.2.2 Fragentyp C

Im Gegensatz zu Triamcinolon ist bei kontinuierlicher Verabreichung von Hydrocortison die Gefahr der Entwicklung einer Osteoporose kleiner,

weil

die glucocorticoide Potenz von Triamcinolon größer ist als die von Hydrocortison.

10.026 10.2.3 Fragentyp C

Goldpräparate, die als Basistherapeutica bei primär chronischer Polyarthritis verwendet werden, kumulieren leicht,

weil

Gold in fast allen Geweben abgelagert und deshalb nur sehr langsam eliminiert wird.

| 10.027 | 10.2.3 | Fragentyp D |

D-Penicillamin

1) ist ein Antibioticum
2) ist ein Antirheumaticum
3) verursacht Nierenschäden
4) verursacht Leukopenien
5) wird als Antidot bei Schwermetallvergiftungen verwendet

Wählen Sie bitte die zutreffende Aussagenkombination.

A. Nur 1, 3 und 4 sind richtig
B. Nur 2, 3 und 5 sind richtig
C. Nur 3, 4 und 5 sind richtig
D. Nur 1, 2, 4 und 5 sind richtig
E. Nur 2, 3, 4 und 5 sind richtig

| 10.028 | 10.2.3 | Fragentyp A |

Bei Patienten, die im Rahmen der Therapie eines chronischen Gelenkrheumatismus über mehrere Monate mit Chloroquin behandelt wurden, wird eine Reihe von Nebenwirkungen beobachtet. Welches der nachfolgend aufgezählten Symptome ist mit hoher Wahrscheinlichkeit nicht mit diesem Medikamenteneinsatz in einen kausalen Zusammenhang zu bringen?

A. Haarausfall
B. Pigmentierung der Haut
C. Corneatrübung
D. Störung der Geschmacksempfindung
E. Retinopathia pigmentosa

10.029   10.2.3   Fragentyp A

Welches der folgenden Antirheumatica kann die Netzhaut schädigen, so daß eine laufende ophthalmologische Kontrolle erforderlich ist?

A. Prednisolon
B. Chloroquin
C. Phenylbutazon
D. D-Penicillamin
E. Acetylsalicylsäure

10.030   10.2.3   Fragentyp D

Welche der folgenden Antirheumatica zeigen als häufige Nebenwirkung Eiweißausscheidungen im Harn?

1) Indometacin
2) Chloroquin
3) D-Penicillamin
4) Aureothioglucose

Wählen Sie bitte die zutreffende Aussagenkombination.

A. Nur 1 und 2 sind richtig
B. Nur 3 und 4 sind richtig
C. Nur 1 und 3 sind richtig
D. Nur 2 und 4 sind richtig
E. Nur 1 und 4 sind richtig

10.031   10.2.3   Fragentyp A

Welches der folgenden, in der Rheumatherapie eingesetzten Pharmaka zeigt die geringste Gefahr einer Reaktivierung peptischer Ulcera?

A. Acetylsalicylsäure
B. Chloroquin
C. Indometacin
D. Phenylbutazon
D. Prednison

10.032 10.4.1 Fragentyp A

Beim akuten Gichtanfall können Sie außer Colchicin geben:

A. Probenecid
B. Sulfinpyrazon
C. Indometacin
D. Benzbromaron
E. Allopurinol

10.033 10.4.1 Fragentyp A

Welches der folgenden Pharmaka kupiert den akuten Gichtanfall am ehesten?

A. Alloxanthin
B. Chloroquin
C. Salicylamid
D. Phenacetin
E. Phenylbutazon

10.034 10.4.1 Fragentyp D

Beim akuten Gichtanfall

1) ist Cholchicin wirksam
2) ist Allopurinol dem Colchicin überlegen
3) wird Phenylbutazon benützt
4) sind Antihistaminica unwirksam
5) wird Colchicin mit Allopurinol kombiniert

Wählen Sie bitte die zutreffende Aussagenkombination.

A. Nur 1 ist richtig
B. Nur 2, 3 und 4 sind richtig
C. Nur 1, 4 und 5 sind richtig
D. Nur 1, 3 und 4 sind richtig
E. Nur 3, 4 und 5 sind richtig

10.035	10.4.2	Fragentyp C

Die Verabreichung von uricosurischen Substanzen zur Intervallbehandlung der Gicht wird vorgenommen,

weil

die Xanthinoxidase, die die Oxidation von Hypoxanthin zu Xanthin und weiter zur Harnsäure bewirkt, bei Gichtkranken gehemmt ist.

10.036	10.4.4	Fragentyp C

Der Genuß von Kaffee, der Methylxanthine enthält, sollte bei Gicht unterbleiben,

weil

Xanthin zu Harnsäure metabolisiert wird.

10.037	10.4.2	Fragentyp D

Welche der folgenden Arzneistoffe können einen Gichtanfall provozieren?

1) Procainamid
2) Probenecid
3) Pimozid
4) Furosemid

Wählen Sie bitte die zutreffende Aussagenkombination.

A. Nur 1, 2 und 3 sind richtig
B. Nur 1 und 3 sind richtig
C. Nur 2 und 4 sind richtig
D. Nur 4 ist richtig
E. Alle Aussagen sind richtig

11. Diabetes mellitus

11.001   11.1   Fragentyp C

Saccharin wurde in der Bundesrepublik als Arzneimittel klassifiziert,

<u>weil</u>

Saccharin im Tierversuch krebserregend wirken kann.

11.002   11.1   Fragentyp A

Ein Patient in komatösem Zustand wird in die Ambulanz eingeliefert. Die Atmung ist vertieft mit Acetongeruch, Reflexe sind abgeschwächt, Kreislauf ist normal. Vorstehende Symptome deuten auf eine Überdosierung von

A. Insulin
B. Barbiturat
C. Morphium
D. Alkohol
E. keinem dieser Mittel

11.003   11.1   Fragentyp C

Tolbutamid eignet sich zur Prüfung eines latenten Diabetes,

<u>weil</u>

durch Tolbutamid die Insulinsekretion der β-Zellen gehemmt wird und deshalb beim latenten Diabetes eine Hyperglykämie schneller zu diagnostizieren ist.

11.004	11.007		
11.005	11.008		
11.006	11.009	11.2.1	Fragentyp B

Bitte ordnen Sie den Insulintypen der Liste 1 die annähernde Wirkungsdauer der Liste 2 zu.

Liste 1   Liste 2

11.004 Surfen-Insulin   A. $<$ 3 Stunden

11.005 Ultralente-Insulin   B. 5 - 7 Stunden

11.006 Normal-Insulin   C. 12 - 16 Stunden

11.007 Isophan-Insulin   D. 18 - 22 Stunden

11.008 Globin-Insulin   E. 22 - 28 Stunden

11.009 Lente-Insulin

11.010   11.2.2   Fragentyp C

Bei einem Diabetiker, der zuviel Insulin genommen hat, kann ein hypoglykämischer Schock entstehen. Als Therapiemaßnahme ist in diesem Fall eine i.v.-Injektion von Dextrose kontraindiziert,

weil

hohe Blutzuckerwerte die Ausschüttung von Insulin induzieren.

11.011   11.2.2   Fragentyp A

Ein Patient in komatösem Zustand wird in die Ambulanz eingeliefert. Die erste Untersuchung ergibt Tachykardie, Muskelzittern und gesteigerte Reflexe. Der Blutdruck ist erhöht. Vorstehende Symptome deuten auf eine Überdosierung von

A. Insulin

B. Barbiturat

C. Morphium

D. Alkohol

E. keinem dieser Mittel

11.012	11.2.2	Fragentyp C

Um eine Verwechslung eines hypoglykämischen Schocks mit einem hyperglykämischen Koma auszuschließen, muß beim hypoglykämischen Schock nach zu hoher Insulingabe grundsätzlich der Blutzuckerspiegel gemessen werden, bevor Zucker gegeben wird,

weil

auch geringe Gaben von Zucker beim hyperglykämischen Koma lebensbedrohlich sind.

11.013	11.2.2	Fragentyp A

Bei einem Diabetiker, der unter Insulintherapie steht, tritt nach einer zu hohen Dosis Insulin Hypoglykämie auf. Die beste Sofortmaßnahme ist

A. Zucker oral

B. Glucagon parenteral

C. Absetzen des Insulins

D. Bestimmung des Glucosespiegels, um eine Verwechslung mit Hyperglykämie auszuschalten

E. Abwarten, da der Glucosespiegel sich von allein normalisiert

11.014	11.2.2	Fragentyp C

Bei schlecht eingestelltem Diabetes und damit bedingten großen Blutzuckerschwankungen kann es als Spätfolge zur Verdickung der Basalmembran kleiner Gefäße kommen,

weil

es beim schlecht eingestellten Diabetes leicht zu einer lebensgefährlichen Lactacidose kommen kann.

11.015	11.2.2	Fragentyp D

Bei schlecht eingestelltem Diabetes und damit bedingten hohen Blutzuckerschwankungen kann es als Spätfolge zur Verdickung der Basalmembran kleiner Blutgefäße und zum Katarakt kommen. Die Ursachen dafür sind:

1) Erhöhte Aktivität von Hydroxylasen und Glykosyltransferasen
2) Excessive Sorbitproduktion
3) Überutilisation von Glucose
4) Hemmung der oxidativen Phosphorylierung
5) Entwicklung von Lactacidose

Wählen Sie bitte die zutreffende Aussagenkombination.

A. Nur 1, 2 und 3 sind richtig
B. Nur 2, 3 und 4 sind richtig
C. Nur 3, 4 und 5 sind richtig
D. Nur 1, 2 und 5 sind richtig
E. Nur 2, 3 und 5 sind richtig

11.016	11.2.3 11.3.1	Fragentyp A

Insulin muß gegenüber den oralen Antidiabetica der Vorzug gegeben werden, wenn neben dem Diabetes noch folgendes vorliegt:

A. Hypertonie
B. Atherosklerose
C. Gicht
D. Asthma
E. Schwangerschaft

11.017   11.3.2   Fragentyp C

Durch gleichzeitige Gabe von Salicylaten oder Cumarinen kann eine hypoglykämische Reaktion durch Sulfonylharnstoffe hervorgerufen werden,

weil

Salicylate und Cumarine die Sulfonylharnstoffe aus ihren Proteinspeichern verdrängen.

11.018
11.019   11.3.3   Fragentyp F

Ein mit Insulin eingestellter Diabetiker wird wegen pectanginöser Beschwerden mit einem β-Receptorenblocker behandelt. Unter dieser Therapie klagt der Patient über häufig wiederkehrende Schweißausbrüche, Nervosität, Zittern, Tachykardie.

11.018

Was kann als Ursache der Symptomatik bei dieser Medikamentenkombination vorliegen?

A. Orthostatische Hypotension

B. Manifestierung einer latenten Herzinsuffizienz

C. Rezivierende Hypoglykämien

D. Zentrale Wirkung

E. Asthma-Anfälle

11.019

Was ist der zugrundeliegende Wirkungsmechanismus dafür?

A. Mechanismus ist unbekannt

B. Gefäßdilatation in der Peripherie

C. Hemmung der Glykogenolyse

D. Bronchoconstriction

E. Kompetitiver Calciumantagonismus an der Herzmuskelzelle

11.020	11.3.4	Fragentyp C

Biguanide sind für die Therapie des juvenilen Diabetes nicht ausreichend,

weil

Biguanide die Freisetzung des Insulins aus den β-Zellen beschleunigen, die Produktion von Insulin also noch intakt sein muß.

12. Pharmakotherapie von Erkrankungen der Schilddrüse

12.001   12   Fragentyp C

Um Aussagen über die an Patienten gemessenen Speicherwerte des Jods in der Schilddrüse machen zu können, muß man die normalen Schilddrüsen-Speicherwerte der Gegend kennen, in der diese Patienten wohnen,

weil

die normalen Speicherwerte des Jods in der Schilddrüse in jodarmen Gegenden (Gebirge) hoch und in jodreichen Gegenden (Meer) niedrig sind.

12.002   12   Fragentyp A

Schilddrüsenhormone sind bei welchem der folgenden Krankheitszustände nicht indiziert:

A. Myxödem
B. Kropf
C. Fettleibigkeit
D. Kretinismus
E. Sie sind bei allen der angeführten Krankheitszustände indiziert.

12.003	12.006		
12.004	12.007	10.2.2	
12.005	12.008	12.2	Fragentyp B

Wählen Sie bitte für die in Liste 1 aufgeführten Arzneimittel die entsprechenden Indikationen aus Liste 2.

Liste 1	Liste 2
12.003 Prednison	A. Rheumatismus
12.004 Dexamethason	B. Contraception
12.005 Tolbutamid	C. Altersdiabetes
12.006 Propylthiouracil	D. Hyperthyreose
12.007 Diäthylstilboestrol	E. Prostatacarcinom
12.008 Norethisteron	

12.009		
12.010	12.2.2	Fragentyp F

12.009

Werden hyperthyreote Patienten längere Zeit mit Thioharnstoffen behandelt, tritt welche der folgenden Veränderungen an der Schilddrüse auf?

A. Verkleinerung der Schilddrüse mit verminderter Vascularisation

B. Verkleinerung der Schilddrüse mit vermehrter Vascularisation

C. Diffuse Vergrößerung der Schilddrüse

D. Vermehrte Vascularisation ohne Veränderung der Größe der Schilddrüse

E. Keine makroskopischen Veränderungen an der Schilddrüse

12.010

Die vorstehende Wirkung der Thioharnstoffe beruht auf folgendem Wirkungsmechanismus:

A. Durch Verminderung der Jodidaufnahme atrophiert das Drüsengewebe, was durch vermehrte Vascularisation kompensiert wird

B. Durch die Hemmung der Freigabe von Schilddrüsenhormonen degeneriert das Drüsengewebe fibriotisch

C. Die Hemmung des Einbaus von Jod in das Thyreoglobulin hat keinen Einfluß auf die Größe der Schilddrüse

D. Durch die Hemmung der Schilddrüsenfunktion wird reflektorisch die Vascularisation in der Schilddrüse vergrößert

E. Durch Fehlen der Rückkopplung wird die Ausschüttung von thyreotropem Hormon (TSH) vermehrt

12.011   12.2.2   Fragentyp A

Wie wird ein Patient für eine Thyreoidektomie vorbehandelt?

A. Zuerst Propylthiouracil zur Herstellung der Normalfunktion, dann Jodid zur Verfestigung der Schilddrüse

B. Zuerst Jodid zur Verfestigung der Schilddrüse, dann Propylthiouracil zur Herstellung der Normalfunktion

C. Propylthiouracil und Jodid zusammen, um möglichst rasch eine Normalfunktion und gleichzeitige Verfestigung zu erreichen

D. Propylthiouracil und Jodid intermittierend über mehrere Wochen, da sie antagonistisch wirken

E. Keine der angegebenen Vorbehandlungen ist zulässig

13. Störungen im Bereich des Gastrointestinaltraktes

13.001
13.002
13.003   13.1   Fragentyp B

Bitte ordnen Sie die Arzneimittel der Liste 2 den Mechanismen der Liste 1 zu.

Liste 1	Liste 2
13.001 Neurotropes Spasmolyticum	A. Eupaverin
13.002 Musculotropes Spasmolyticum	B. Morphin
13.003 Neuro-musculotropes Spasmolyticum	C. Butylscopolamin
	D. Camylofin
	E. Neostigmin

13.004   13.1.1   Fragentyp D

Bei der Therapie spastischer Zustände im Bereich des Gastrointestinaltraktes mit halbsynthetischen Derivaten des Scopolamin und Atropin sind folgende Nebenwirkungen zu beobachten:

1) Vermehrte Speichelsekretion
2) Orthostatische Hypotonie
3) Gefahr des Bronchospasmus
4) Impotenz
5) Verlangsamung der Herzfrequenz

Wählen Sie bitte die zutreffende Aussagenkombination.

A. Nur 1, 3 und 5 sind richtig
B. Nur 1 und 5 sind richtig
C. Nur 2, 3 und 4 sind richtig
D. Nur 2 und 4 sind richtig
E. Alle Aussagen sind richtig

13.005   13.1.1   Fragentyp A

Für die Therapie spastischer Zustände im Bereich des Gastrointestinaltraktes eignet sich keine der unten aufgeführten Substanzen, außer

A. Neostigmin
B. α-Receptoren-Blockern
C. Carbachol
D. halbsynthetische Derivate des Atropin und des Scopolamin
E. Ergotamin

13.006   13.1.2   Fragentyp C

Bei einer Motilitätssteigerung im Magen-Darm-Trakt, z.B. nach Gabe von Metoclopramid, wird bei gleichzeitiger Gabe von Herzglykosiden die Resorption vermindert,

weil

durch die Motilitätssteigerung die Darmpassage gesteigert wird und dadurch die Zeit für die Resorption des Herzglykosids verkürzt ist.

13.007   13.1.2   Fragentyp A

Bei einer postoperativen Darmatonie ist welches Präparat zur Behandlung geeignet?

A. Acetylcholin
B. Muscarin
C. Neostigmin
D. Atropin
E. Pilocarpin

13.008 13.2 Fragentyp A

Zu den Secretagoga zählen die alkoholischen Zubereitungen von Bitterstoffen, weil sie

A. die Magensaftproduktion steigern
B. Pepsinogen zu Pepsin spalten
C. die Magensaftproduktion drosseln
D. die Magensäure abpuffern
E. helfen, Eiweiße zu verdauen

13.009
13.010
13.011 13.1 Fragentyp B

Bitte ordnen Sie die Nebenwirkungen der Liste 2 den Arzneimitteln der Liste 1 zu.

Liste 1	Liste 2
13.009 Carbenoxolon	A. Potenzstörungen
13.010 Pirenzepin	B. Obstipation
13.011 Cimetidin	C. Appetitanregung und Stuhlerweichung
	D. Sekundärer Aldosteronismus
	E. Erbrechen

13.012 13.015
13.013
13.014 13.1 Fragentyp B

Ordnen Sie bitte den in Liste 1 aufgeführten Nebenwirkungen diejenigen Arzneimittel aus Liste 2 zu, die diese Nebenwirkungen hervorrufen können:

Liste 1

13.012 Alkalisierung des Urins

13.013 Adsorbierende Wirkung im Darm

13.014 Hypokaliämie mit gleichzeitiger Na^+ und H_2O-Retention

13.015 Kompensatorische Hypersekretion von HCL im Magen

Liste 2

A. Carbenoxolon
B. Magnesiumoxid
C. Calciumcarbonat
D. Aluminiumhydroxid
E. Natriumbicarbonat

13.016 13.019
13.017
13.018   13.3.1   Fragentyp B

In Liste 1 sind Eigenschaften verschiedener Antacida gegeben. Suchen Sie dazu aus Liste 2 das entsprechende Antacidum:

Liste 1

13.016 Es kann in der Therapie von Phosphatnierensteinen angewendet werden, da es die Aufnahme von Phosphat reduziert

13.017 Es wird resorbiert und verursacht deshalb Alkalose

13.018 Es löst keine kompensatorische Salzsäureproduktion im Magen aus

13.019 Es ist in der Therapie des Magengeschwürs brauchbar, da es die Magenschleimhaut bedeckt und dadurch Pepsin inaktiviert

Liste 2

A. Natriumbicarbonat
B. Magnesiumoxid
C. Calciumcarbonat
D. Aluminiumhydroxid
E. Keines der angegebenen Mittel

13.020   13.3.2   Fragentyp C

Das Parasympatholyticum Pirenzepin eignet sich besonders zur Therapie einer Gastritis,

weil

Pirenzepin die durch muscarinische Receptoren bedingte Magensaftsekretion hemmt, aber kaum andere anticholinerge Eigenschaften besitzt.

13.021   13.3.4   Fragentyp C

Da Cimetidin durch seine H_2-Blockade sicher die Säureproduktion des Magens hemmt, ist es bei übersäuertem Magen das Mittel der Wahl,

weil

Cimetidin in therapeutischen Dosen keine Nebenwirkungen hat.

13.022   13.3.4   Fragentyp C

Das Antihistaminicum Cimetidin kann bei Magenulcus von Vorteil sein,

weil

Cimetidin als H_2-Receptoren-Blocker die Salzsäureproduktion des Magens hemmt.

13.023   13.5.2   Fragentyp A

Welches der aufgeführten Antacida besitzt zusätzlich eine leicht adstringierende Wirkung und kann deshalb eine leichte Obstipation bewirken?

A. Magnesiumperoxid
B. Calciumcarbonat
C. Magnesiumtrisilicat
D. Aluminiumhydroxid
E. Magnesiumhydroxid

13.024　　　　　13.5.2　　　　　　　Fragentyp D

Adsorbentien sind Mittel, die durch ihre große Oberfläche andere Stoffe, wie z.B. Toxine oder Arzneimittel, adsorbieren können. Welche der angeführten Substanzen wirken direkt oder indirekt als Adsorbentien?

1) Aktivkohle
2) Kaolin und Pectin
3) Tannine
4) Magnesiumtrisilicat
5) Aluminiumhydroxid

Wählen Sie bitte die zutreffende Aussagenkombination.

A. Nur 1 ist richtig
B. Nur 1 und 2 sind richtig
C. Nur 2, 4 und 5 sind richtig
D. Nur 1, 2, 4 und 5 sind richtig
E. Alle Aussagen sind richtig

13.025　　　　　13.5.4　　　　　　　Fragentyp A

Wird Halquinol oder Clioquinol in Kombination mit Phanquinol über längere Zeit angewendet, kann es zu folgenden irreversiblen Nebenwirkungen kommen:

A. Taubheit und Gleichgewichtsschädigung
B. Haarausfall und Photosensibilisierung
C. Myelopathische Neuropathie und Opticusatrophie
D. Lebercirrhose
E. Nephrosklerose

13.026		
13.027		
13.028	13.6	Fragentyp F

13.026

Welches der folgenden Laxantien hat die kürzeste Latenzzeit zwischen Einnahme und Wirkung?

A. Danthron

B. Paraffinöl

C. Ricinusöl

D. Bisacodyl

E. Methylcellulose

13.027

Welcher der folgenden Wirkungsmechanismen trifft für dieses Laxans zu?

A. Nach Resorption im Dünndarm und Ausscheidung durch die Galle Wirkung im Dickdarm durch Hemmung der Wasserresorption und des Ionentransports

B. Nach Hydrolysierung Wirkung im Dünndarm, wahrscheinlich durch Freisetzung von Histamin

C. Nach Reduktion zur Anthranol-Stimulation der Peristaltik im Dickdarm

D. Durch Quellung vermehrte Darmfüllung und dadurch Anregung der Darmperistaltik

E. Erweichung des Darminhalts und Erhöhung seiner Gleitfähigkeit

13.028

Das Laxans hat neben den bei allen Laxantien möglichen Wasser- und Elektrolytverlusten zusätzlich welche der folgenden Nebenwirkungen?

A. Hypovitaminosen

B. Skelettmuskellähmung

C. Leberschädigung

D. Rotfärbung des Stuhls

E. Keine dieser Nebenwirkungen

13.029   13.6   Fragentyp D

Welche der angeführten Nebenwirkungen können bei
längerer Einnahme von Paraffinöl als Laxans auftreten?

1) Hypovitaminose der fettlöslichen Vitamine
2) Flüssigkeits- und Elektrolyt-Defizit
3) Verdauungsstörungen und Appetitlosigkeit
4) Fremdkörperreaktionen im Bauchraum durch Absorption
   von Mineralöltröpfchen

Wählen Sie bitte die zutreffende Aussagenkombination.

A. Nur 1, 2 und 3 sind richtig
B. Nur 1 und 3 sind richtig
C. Nur 2 und 4 sind richtig
D. Nur 4 ist richtig
E. Alle Aussagen sind richtig

13.030   13.6   Fragentyp D

Nach chronischem Mißbrauch von Laxantien kann Darmatonie auftreten. Sie wird am sinnvollsten behandelt
durch folgende Maßnahmen:

1) Morphium
2) Vasopressin
3) Kaliumsalze
4) Atropin
5) Neostigmin

Wählen Sie bitte die zutreffende Aussagenkombination.

A. Nur 1 und 3 sind richtig
B. Nur 2 und 4 sind richtig
C. Nur 3 und 5 sind richtig
D. Nur 1 und 4 sind richtig
E. Nur 2 und 5 sind richtig

13.031   13.6   Fragentyp A

Werden Laxantien langdauernd und hochdosiert mißbräuchlich angewandt (z.B. bei Abmagerungskuren), kann es zu folgender gefährlichen Nebenerscheinung kommen:

A. Colitis ulcerosa
B. Elektrolytverluste, die zur Darmatonie führen
C. Entspeicherung von Histamin aus den Darmepithelien
D. Blutungen im Magen-Darm-Kanal
E. Lebercirrhose

13.032   13.6   Fragentyp A

Welches der folgenden Laxantien hat keine irritierende Wirkung auf die Darmschleimhaut?

A. Ricinusöl
B. Phenolphthalein
C. Bisacodyl
D. Carboxymethylcellulose
E. Anthrachinonglykosid

13.033   13.6   Fragentyp A

Welches der aufgeführten Abführmittel hat in Anwesenheit von Tierkohle bei der Behandlung enteraler Vergiftungen die sicherste und schnellste laxierende Wirkung?

A. Anthrachinonglykoside
B. Phenolphthalein
C. Natriumsulfat
D. Carboxymethylcellulose
E. Bisacodyl

13.034   13.7   Fragentyp D

Zu den Arzneimitteln gegen Seekrankheit gehören:

1) Chlorpromazin
2) Scopolamin
3) Promethazin
4) Meclizin

Wählen Sie bitte die zutreffende Aussagenkombination.

A. Nur 1, 2 und 3 sind richtig
B. Nur 1 und 3 sind richtig
C. Nur 2 und 4 sind richtig
D. Nur 2, 3 und 4 sind richtig
E. Alle Aussagen sind richtig

13.035   13.7   Fragentyp A

Erbrechen kann durch verschiedene Einflüsse ausgelöst werden und ist dann entsprechend zu behandeln. Welches der folgenden Mittel ist bei Kinetosen (Seekrankheit) das Mittel der Wahl?

A. Metoclopramid
B. Neuroleptica, z.B. Triflupromazin
C. Indirekte Parasympathomimetica, z.B. Neostigmin
D. Antihistaminica, z.B. Meclozin
E. Diphenoxalat

13.036   13.8   Fragentyp C

Bei Bandwurmbefall wirkt besonders Piperazin,

<u>weil</u>

eine Hemmung der exogenen Respiration und der Glucoseaufnahme die Taenien nachhaltig schädigt.

13.037	13.8	Fragentyp A

Welches der folgenden Arzneimittel ist bei einem Oxyuren-Befall eines Kindes angezeigt?

A. Niclosamid
B. Tetrachlorkohlenstoff
C. Cestodin
D. Pyrivinium-Pamoat
E. Methronidazol

13.038	13.8	Fragentyp C

Die Wurmmittel Niclosamid, Pyrantel, Pyrviniumpamoat und Mebendazol haben kaum Nebenwirkungen,

weil

sie nach erfolgter Resorption sehr schnell wieder durch die Nieren ausgeschieden werden.

13.039	13.8	Fragentyp A

Durch welches der folgenden Wurmmittel werden die Faeces rot gefärbt, ohne daß besondere Nebenwirkungen auftreten?

A. Pyrantel
B. Piperazin
C. Mebendazol
D. Niclosamid
E. Pyrviniumpamoat

14. Störungen des Wasser- und Elektrolythaushaltes

14.001   14.1.1   Fragentyp C

Aldosteronantagonisten können zu Hyperkaliämie führen,

weil

Aldosteronantagonisten den Na^+-K^+-Austausch in der Niere fördern.

14.002   14.1.1   Fragentyp A

Welches der folgenden Diuretica kann eine Hyperkaliämie verursachen?

A. Acetazolamid
B. Benzothiadiazine
C. Ethacrynsäure
D. Furosemid
E. Triamteren

14.003   14.1.1   Fragentyp C

Die Kaliumkonzentration im Plasma kann durch Infusion von Glucose und Insulin herabgesetzt werden,

weil

durch Insulin der Cotransport von Glucose und Kalium in die Zelle stimuliert wird.

14.004 14.1.2 Fragentyp D

Hypokaliämie und Dehydratation kann entstehen nach einer großen Dosis von

1) Chlorothiazid
2) Ethacrynsäure
3) Triamteren
4) Furosemid

Wählen Sie bitte die zutreffende Aussagenkombination.

A. Nur 1, 2 und 3 sind richtig
B. Nur 1, 3 und 4 sind richtig
C. Nur 2 und 4 sind richtig
D. Nur 4 ist richtig
E. Alle Aussagen sind richtig

14.005 14.1.2 Fragentyp D

Bei welchen der folgenden Arzneistoffe tritt nach längerdauernder Anwendung Kaliumverlust auf?

1) Laxantien
2) Saluretica
3) Mineralcorticoide
4) Aldosteronantagonisten

Wählen Sie bitte die zutreffende Aussagenkombination.

A. Nur 1, 2 und 3 sind richtig
B. Nur 1 und 3 sind richtig
C. Nur 2 und 4 sind richtig
D. Nur 4 ist richtig
E. Alle Aussagen sind richtig

14.006	14.1.2	Fragentyp A

Hypokalämische Zustände können durch folgende Pharmaka erzeugt werden, **außer**

A. Saluretica
B. Glucocorticoide
C. Insulin
D. Aldosteron-Antagonisten
E. Digitalis in hohen Dosen

14.007	14.2	Fragentyp D

Eine metabolische Acidose (z.B. beim Schock) kann mit welchen der folgenden Puffer behandelt werden?

1) Natriumbicarbonat
2) Lactat
3) Maleat
4) Tris
5) Phosphat

Wählen Sie bitte die zutreffende Aussagenkombination.

A. Nur 1, 2 und 3 sind richtig
B. Nur 1, 3 und 4 sind richtig
C. Nur 2, 3 und 4 sind richtig
D. Nur 1, 2 und 5 sind richtig
E. Nur 1, 2 und 4 sind richtig

14.008	14.2	Fragentyp C

Natriumbicarbonat-Infusion sollte zur Behandlung einer respiratorischen Acidose nicht angewandt werden,

weil

Natriumbicarbonat eine Hypernatriämie hervorrufen kann.

14.009   14.3   Fragentyp A

Durch Alkalisierung des Urins wird die renale Ausscheidung von welchem der folgenden Arzneistoffe erhöht?

A. Acetylsalicylsäure
B. Digitoxin
C. Atropin
D. Pethidin
E. Haloperidol

14.010   14.3   Fragentyp D

Welche der folgenden Stoffe, die im Körper ein labiles HCO_3^- gegen ein fixiertes Cl^- austauschen sind bei einer metabolischen Alkalose ohne Hypokaliämie indiziert?

1) Ammoniumchlorid
2) Calciumchlorid
3) Argininchlorid
4) Diphenylaminchlorid

Wählen Sie bitte die zutreffende Aussagenkombination.

A. Nur 1, 2 und 3 sind richtig
B. Nur 1 und 3 sind richtig
C. Nur 2 und 4 sind richtig
D. Nur 4 ist richtig
E. Alle Aussagen sind richtig

14.011   14.4   Fragentyp A

Im folgenden sind einige Medikamente angegeben, die zu Wasserretention und Ödemen führen können. Welches dieser Medikamente zeigt diese Nebenwirkung nicht?

A. Saluretica
B. Antihistaminica
C. Oestrogene
D. Antisympathotonica
E. Glucocorticoide

14.012	14.4	Fragentyp C

Durch Gabe von Furosemid wird kein sekundärer Aldosteronismus ausgelöst,

<u>weil</u>

die diuretische Wirkung von Furosemid nicht über den Aldosteronmechanismus geht.

14.013	14.4.	Fragentyp D

Nach Gabe von welchen der folgenden Arzneistoffe kann eine Natrium- und Wasserretention auftreten?

1) Carbenoxolon
2) Hydrocortison
3) Oestrogenen
4) Gestagenen
5) Phenylbutazon

Wählen Sie bitte die zutreffende Aussagenkombination.

A. Nur 1, 3 und 5 sind richtig
B. Nur 1 und 5 sind richtig
C. Nur 2, 3 und 4 sind richtig
D. Nur 2 und 4 sind richtig
E. Alle Aussagen sind richtig

14.014   14.4.1   Fragentyp D

Dem Organismus kann Wasser entzogen werden durch

1) Diuretica
2) Digitalispräparate
3) Ultrafiltration bei der Dialyse
4) Antisympatotone Antihypertensiva

Wählen Sie bitte die zutreffende Aussagenkombination.

A. Nur 1, 2 und 3 sind richtig
B. Nur 1 und 3 sind richtig
C. Nur 2 und 4 sind richtig
D. Nur 4 ist richtig
E. Alle Aussagen sind richtig

14.015   14.4.3   Fragentyp A

Ein ödematöser Patient wird mit Diuretica behandelt und verliert dabei 210 mäq Na^+ ohne Veränderung des osmotischen Drucks seiner extracellulären Flüssigkeit.
Sein Gewichtsverlust ist

A. 0,5 kg
B. 1,0 kg
C. 1,5 kg
D. 2,0 kg
E. 2,5 kg

14.016   14.4.4   Fragentyp C

Spironolacton wird in Kombination mit Furosemid gegeben,

weil

Spironolacton die Kaliumausscheidung erhöht.

14.017	14.4.4	Fragentyp A

Zur Behandlung eines kardial bedingten Lungenödems ist folgendes Diureticum am besten geeignet:

A. Thiazid
B. Spironolacton
C. Furosemid
D. Mannit
E. Triamteren

14.018	14.4.5	Fragentyp C

Thiazide können zu Muskelschwäche führen,

weil

Thiazide zu einer Störung des Kohlenhydratstoffwechsels führen können.

14.019	14.4.5	Fragentyp D

Thiazide

1) können zu Dehydratation führen
2) wirken antihypertonisch
3) können zu Muskelschwäche führen
4) können die Empfindlichkeit gegenüber Herzglykosiden vermindern
5) können eine Hypokaliämie hervorrufen

Wählen Sie bitte die zutreffende Aussagenkombination.

A. Nur 1, 3 und 4 sind richtig
B. Nur 1, 2 und 5 sind richtig
C. Nur 1, 2, 3 und 5 sind richtig
D. Nur 2, 3, 4 und 5 sind richtig
E. Alle Aussagen sind richtig

14.020	14.4.5	Fragentyp A

Werden Ödeme mit Benzothiadiazinen behandelt, kann es kommen zu

A. Dehydratation
B. Hyertonie
C. Tetanie durch Calciumverlust
D. Hyperkaliämie durch gesteigerten K^+-Na^+-Austausch
E. Erhöhung der arteriellen CO_2-Konzentration infolge metabolischer Alkalose

14.021	14.4.5	Fragentyp A

Bei längerer Verabreichung von Thiazid-Derivaten sollte vor allem welche Kontrolluntersuchung angewandt werden?

A. Hämatokrit
B. Blutzucker-Konzentration
C. Gerinnungszeit
D. Bilirubin-Konzentration im Blutserum
E. Alkalireserve

14.022	14.4.5	Fragentyp D

Welche der folgenden Nebenwirkungen können Saluretica haben?

1) Diabetogene Wirkung
2) Sekundärer Aldosteronismus
3) Hypokaliämie
4) Dehydrierung

Wählen Sie bitte die zutreffende Aussagenkombination.

A. Nur 1, 2 und 3 sind richtig
B. Nur 1 und 3 sind richtig
C. Nur 2 und 4 sind richtig
D. Nur 4 ist richtig
E. Alle Aussagen sind richtig

14.023	14.4.5	Fragentyp C

Durch Kombination von Herzglykosiden mit kaliumsparenden Diuretica, wie Triamteren, besteht die Gefahr des Auftretens von ventriculären Extrasystolen,

<u>weil</u>

durch K^+-Retention die Potenz der Herzglykoside erhöht wird.

15. Antiinfektiöse Therapie

15.001	15.005	1	
15.002		2	
15.003		15	
15.004		22	Fragentyp B

Suchen Sie bitte aus Liste 2 die entsprechende Anwendung für die in Liste 1 aufgeführten Arzneimittel?

Liste 1	Liste 2
15.001 Clomifen	A. Antibioticum
15.002 Clonidin	B. Antihypertonicum
15.003 Clofibrat	C. Antioestrogen
15.004 Clomethiazol	D. Antihyperlipoproteinaemicum
15.005 Cloxacillin	
	E. Antideliricum

15.006	15.1	Fragentyp D

Welche der folgenden Antibiotica werden aus dem Magen-Darm-Trakt <u>nicht</u> resorbiert?

1) Bacitracin
2) Neomycin
3) Nystatin
4) Amikacin
5) Natamycin

Wählen Sie bitte die zutreffende Aussagenkombination.

A. Nur 1, 3 und 5 sind richtig
B. Nur 1 und 5 sind richtig
C. Nur 2, 3 und 4 sind richtig
D. Nur 2 und 4 sind richtig
E. Alle Aussagen sind richtig

15.007	15.1	Fragentyp D

Was ist im allgemeinen bei der Therapie mit Antibiotica zu beachten?

1) Sie sollten möglichst prophylaktisch zur Verhinderung von Infektionen eingesetzt werden
2) Die Dosierung muß immer hoch genug sein, um wirksame Blutspiegel zu erreichen
3) Die Therapie sollte lange genug erfolgen, um ein Wiederaufflackern der Infektion zu vermeiden
4) Antibiotica mit bactericidem und bacteriostatischem Wirkungsmechanismus sollten in der Regel nicht kombiniert werden
5) Die Antibioticatherapie sollte grundsätzlich einschleichend erfolgen

Wählen Sie bitte die zutreffende Aussagenkombination.

A. Nur 1, 2 und 3 sind richtig
B. Nur 2, 3 und 4 sind richtig
C. Nur 2, 3 und 5 sind richtig
D. Nur 1, 4 und 5 sind richtig
E. Alle Aussagen sind richtig

15.008	15.1.3	Fragentyp A

Welche der folgenden Antibioticagruppen zeigt die schnellste Entwicklung von Resistenz?

A. Aminoglykoside
B. Sulfonamide
C. Tetracycline
D. Penicilline
E. Cephalosporine

15.009 15.1.4 Fragentyp D

Welche der folgenden Arzneistoffe führen bei wiederholter, mehrtägiger Anwendung zur Induktion mikrosomaler Enzyme?

1) Phenytoin
2) Rifampicin
3) Phenobarbital
4) Penicillin G

Wählen Sie bitte die zutreffende Aussagenkombination.

A. Nur 1, 2 und 3 sind richtig
B. Nur 1 und 3 sind richtig
C. Nur 2 und 4 sind richtig
D. Nur 4 ist richtig
E. Alle Aussagen sind richtig

15.010 15.013
15.011 15.014
15.012 15.015   15.1.4   Fragentyp B

Wählen Sie bitte aus Liste 2 die entsprechende Nebenwirkung für die Arzneimittel aus Liste 1.

Liste 1

15.010 Isonicotinsäurehydrazid
15.011 Streptomycin
15.012 Chloramphenicol
15.013 Bacitracin
15.014 Tetracyclin
15.015 Gentamycin

Liste 2

A. Statoacusticus-Schädigung
B. Störung des Skelettwachstums
C. Nephrotoxische Wirkung
D. Periphere Neuritis
E. Grau-Syndrom

15.016	15.019
15.017	15.020
15.018	

15.1.4   Fragentyp B

Im folgenden sind einige Antibiotica angegeben, die während der Schwangerschaft oder kurz nach der Geburt Schäden an der Frucht erzeugen können. Suchen Sie bitte aus Liste 2 die entsprechenden Symptome aus.

Liste 1	Liste 2
15.016 Sulfonamid	A. Gelbe Zähne
15.017 Tetracyclin	B. Kernikterus
15.018 Chloramphenicol	C. Grau-Syndrom
15.019 Rifampicin	D. Teratogene Wirkung
15.020 Streptomycin	E. Schädigung des Hörnervs

15.021	15.024
15.022	15.025
15.023	15.026

15.1.4   Fragentyp B

Welche der in Liste 2 genannten Nebenwirkungen kann bei langdauernder Anwendung der in Liste 1 aufgeführten Pharmaka auftreten?

Liste 1	Liste 2
15.021 Hydrochlorothiazid	A. Hypoglykämie
15.022 Isoniazid	B. Methämoglobinbildung
15.023 Glibenclamid	C. Periphere Polyneuritiden
15.024 Nitrofurantoin	D. AV-Block
15.025 Phenacetin	E. Hypokaliämie
15.026 Digitoxin	

15.027   15.1.4   Fragentyp D

Alle Antibiotica haben folgende Nebenwirkungen gemeinsam:

1) Superinfektion
2) Resistenzentwicklung
3) Leberfunktionsstörungen
4) Nephrotoxische Wirkung
5) Überempfindlichkeit

Wählen Sie bitte die zutreffende Aussagenkombination.

A. Nur 1, 2 und 5 sind richtig
B. Nur 1, 3 und 4 sind richtig
C. Nur 1, 2 und 4 sind richtig
D. Nur 4 und 5 sind richtig
E. Alle Aussagen sind richtig

15.028   15.1.5   Fragentyp D

Bei welchen der folgenden Antibiotica ist eine fixierte Kombination indiziert?

1) Sulphamethoxazol
2) Ampicillin
3) Tetracyclin
4) Nystatin
5) Trimethoprim

Wählen Sie bitte die zutreffende Aussagenkombination.

A. Nur 1 und 2 sind richtig
B. Nur 3 und 4 sind richtig
C. Nur 1 und 5 sind richtig
D. Nur 2 und 4 sind richtig
E. Nur 3 und 5 sind richtig

15.029	15.1.5	Fragentyp D

Folgende Antibiotica-Kombinationen sind sinnvoll:

1) Sulfonamid - Penicillin
2) Streptomycin - Isoniazid
3) Mezlocillin - Cefotaxim
4) Ampicillin - Gentamycin
5) Ethambutol - Niclosamid

Wählen Sie bitte die zutreffende Aussagenkombination.

A. Nur 1, 3 und 5 sind richtig
B. Nur 1 und 5 sind richtig
C. Nur 2, 3 und 4 sind richtig
D. Nur 2 und 4 sind richtig
E. Alle Aussagen sind richtig

15.030	15.1.5	Fragentyp C

Eine Kombinationstherapie mit Ampicillin und Sulfisomidin ist nicht empfehlenswert,

weil

Sulfisomidin die Ausscheidung von Ampicillin durch die Niere fördert und dadurch antagonistisch wirkt.

15.031	15.1.6	Fragentyp C

Probenecid verlängert die Wirkungsdauer von Penicillinen,

weil

Probenecid die bakterielle Penicillinase hemmt.

15.032 15.2 Fragentyp C

Sulfonamide können bei Neugeborenen einen Kernikterus erzeugen,

weil

Sulfonamide in die Folsäuresynthese eingreifen.

15.033 15.2 Fragentyp A

Welches der folgenden Sulfonamide ist bei oraler Gabe schwer resorbierbar und daher zur Behandlung von Darminfektionen besonders geeignet?

A. Sulfisoxazol
B. Sulfamethoxypyridazin
C. Sulfisomidin
D. Sulfaguanidin
E. Sulfamethoxydiazin

15.034 15.3 Fragentyp A

Welche der folgenden Wirkungen können durch hohe Dosen von Penicillin G ausgelöst werden?

A. Hörschäden
B. Tachykarde Arrhythmien
C. Cholostatischer Ikterus
D. Hypertonie
E. Epileptiforme Krämpfe

15.035 15.3.1 Fragentyp C

Die lokale Anwendung von Penicillin ist nicht angezeigt,

weil

Penicillin, lokal gegeben, die häufigsten allergischen Reaktionen zeigt.

15.036   15.3.1   Fragentyp A

Welches der folgenden Antibiotica soll nicht lokal auf der Schleimhaut angewendet werden?

A. Penicillin
B. Neomycin
C. Bacitracin
D. Tyrothricin
E. Kanamycin

15.037   15.3.1   Fragentyp A

Ein 6jähriges Mädchen, dessen 4jähriger Bruder Scharlach hat, sollte folgende prophylaktische Medikation bekommen:

A. Penicillin
B. Scharlach-Antitoxin
C. Gamma-Globulin
D. Aktive Immunisation
E. Keines dieser Mittel

15.038   15.3.1   Fragentyp C

Die lokale Anwendung von Penicillin ist bei Soor indiziert,

weil

Penicillin fungistatisch wirkt.

15.039   15.3.2   Fragentyp A

Welches der folgenden Penicilline würden Sie bei einer Infektion mit Penicillinase-bildenden Staphylokokken geben?

A. Penicillin G   D. Benzathinpenicillin
B. Penicillin V   E. Oxacillin
C. Ampicillin

15.040		15.3.1		Fragentyp D

Prophylaktische Anwendung von Penicillin ist angezeigt bei

1) Gefahr einer Grippeinfektion
2) rheumatischem Fieber
3) Kindern, die in engen Kontakt mit Geschwistern kommen, die Scharlach haben
4) Weichteilverletzungen
5) infektiösem Hospitalismus

Wählen Sie bitte die zutreffende Aussagenkombination.

A. Nur 1, 2 und 3 sind richtig
B. Nur 2, 3 und 4 sind richtig
C. Nur 3, 4 und 5 sind richtig
D. Nur 1, 2 und 5 sind richtig
E. Nur 1, 4 und 5 sind richtig

15.041		15.3.4		Fragentyp A

Welche Applikationsart von Penicillin führt am ehesten zu einer Allergieentwicklung?

A. oral
B. subcutan
C. intramusculär
D. intravenös
E. lokal

15.042		15.3.4		Fragentyp C

Procain-Penicillin darf nicht intravenös gegeben werden,

weil

Procain nach intravenöser Gabe schwere Schäden am Herzen und am ZNS hervorrufen kann.

15.043	15.3.4	Fragentyp C

Wird eine Lues mit Penicillin behandelt, kann eine Jarisch-Herxheimersche Reaktion auftreten;

weil

Penicillin zu allergischen Reaktionen führen kann.

15.044	15.4	Fragentyp B

Welche der folgenden Antibioticakombinationen zeigt das weiteste Spektrum und ist bei Sepsis unklarer Genese indiziert?

A. Ampicillin - Sulfonamid

B. Tetracyclin - Gentamycin

C. Amikacin - Chloramphenicol

D. Mezlocillin - Cefoxitin

E. Bei einer Sepsis sollte zuerst ein Antibiogramm gemacht werden, um sofort mit einer gezielten Antibioticatherapie beginnen zu können.

15.045	15.4.1	Fragentyp D

Welche der folgenden Angaben treffen für Cephalosporin zu?

1) Bei gleichzeitiger Gabe von Furosemid kann es zu Nierenschädigung kommen

2) Cephalosporine sind alle β-Lactamase labil und haben deshalb ein enges Spektrum

3) Wie bei den Penicillinen gibt es säurestabile und säurelabile Cephalosporine

4) Wegen einer schnellen Entwicklung von Kreuzresistenz dürfen Cephalosporine nicht mit Penicillinen kombiniert werden

Wählen Sie bitte die zutreffende Aussagenkombination.

A. Nur 1, 2 und 3 sind richtig

B. Nur 1 und 3 sind richtig

C. Nur 2 und 4 sind richtig

D. Nur 4 ist richtig

E. Alle Aussagen sind richtig

15.046	15.5.2	Fragentyp A

Tetracycline haben folgende Wirkungen, außer

A. Verminderung der Anticoagulationswirkung von Cumarinderivaten
B. Bacteriostatisch wirksame Konzentrationen in der Galle nach oraler Gabe
C. Mögliche Schädigung der physiologischen Darmflora
D. Kontraindiziert bei Kleinkindern
E. Verzögerte Ausscheidung bei Niereninsuffizienz mit Möglichkeit der Kumulation.

15.047	15.5	Fragentyp A

Welches der folgenden Mittel ist zur Therapie von intestinalen Amöbeninfektionen geeignet?

A. Isoniazid
B. Sulfonamid
C. Penicillin
D. Streptomycin
E. Tetracyclin

15.048	15.7	Fragentyp A

Welche der folgenden Angaben trifft für Chloramphenicol nicht zu?

A. Breitspektrum-Antibioticum
B. Bacteriostase
C. Orale Resorption
D. Verstärkung der Cumarin-Wirkung
E. Leberschädigung

15.049	15.7.2	Fragentyp C

Die Chloramphenicoldosis muß bei Neugeborenen relativ höher sein als beim Erwachsenen,

weil

beim Neugeborenen die Nierenausscheidung wesentlich größer ist, als beim Erwachsenen.

15.050	15.8.1	Fragentyp C

Orale Gabe von Neomycin ist bei Behandlung von Harnwegsinfektionen mit E. coli indiziert,

weil

Neomycin gut wirksam gegen E. coli ist.

15.051	15.8.1	Fragentyp A

Bei Pseudomonasinfektion ist folgendes Mittel angezeigt:

A. Clindamycin
B. Gentamycin
C. Primaquin
D. Pyrimethamin
E. Amphotericin B

15.052	15.8.2	Fragentyp C

Gentamycin und Furosemid sollten möglichst nicht zusammen gegeben werden,

weil

beide Arzneimittel Hörschäden verursachen können und darin additiv sind.

15.053　　　　　　15.9.1　　　　　　　Fragentyp A

Welches der folgenden Antibiotica ist ein Schmalspektrum-Antibioticum, das bei Bacteroides Infektion das Mittel der Wahl ist und das mit Erythromycin Kreuzresistenz zeigt?

A. Amikacin
B. Bacitracin
C. Clindamycin
D. Dicloxacillin
E. Rifampicin

15.054　　　　　　15.9.2　　　　　　　Fragentyp A

Die einzige ernstzunehmende Nebenwirkung von Erythromycin ist

A. Hörstörung
B. Sehstörung
C. Agranulocytose
D. Nephropathie
E. Cholestatischer Ikterus

15.055　　　　　　15.10.1　　　　　　Fragentyp A

Für eine lokale Anwendung gegen Staphylokokken auf der Haut und Schleimhaut ist welches Antibioticum besonders geeignet?

A. Bacitracin
B. Erythromycin
C. Penicillin
D. Streptomycin
E. Sulfonamid

15.056	15.10.1	Fragentyp A

Bacitracin und Thyrothricin eignen sich besonders

A. zur lokalen Anwendung
B. bei Darminfektion
C. bei Harnwegsinfektion
D. bei Mykosen
E. als Breitbandantibiotica

15.057	15.11.1	Fragentyp C

Nitrofurantoin eignet sich besonders zur Behandlung von Infektionen der Harnwege,

weil

Nitrofurantoin nach oraler Gabe im Urin stärker konzentriert wird als im Plasma.

15.058	15.12.1	Fragentyp D

Welche der folgenden Antimykotica werden nur lokal angewendet?

1) Natamycin
2) Grisefulvin
3) Nystatin
4) Miconazol

Wählen Sie bitte die zutreffende Aussagenkombination.

A. Nur 1, 2 und 3 sind richtig
B. Nur 1 und 3 sind richtig
C. Nur 2 und 4 sind richtig
D. Nur 4 ist richtig
E. Alle Aussagen sind richtig

15.059	15.12.1	Fragentyp A

Candida albicans wird mit welchem Antibioticum behandelt?

A. Grisefulvin
B. Nystatin
C. Niclosamid
D. Gentamycin
E. Chlorambucil

15.060	15.13.1	Fragentyp C

Bei einer Tuberkulose sollten grundsätzlich mehrere Tuberculostatica in Kombination angewandt werden,

weil

erfahrungsgemäß dadurch die Resistenzbildung der Tuberkelbakterien verzögert wird.

15.061	15.064	8.3.1	
15.062		15.13.1	
15.063		21.3.4	Fragentyp B

Ordnen Sie bitte den in Liste 1 aufgeführten Vitaminen die in Liste 2 aufgeführten Begriffe zu.

Liste 1

15.061 Vitamin K
15.062 Folsäure
15.062 Vitamin B_{12}
15.063 Vitamin B_6

Liste 2

A. Behandlung mit Isoniazid
B. Regulation des Ca^{2+}-Spiegels im Blut
C. Behandlung mit Breitbandantibiotica
D. Mangel an Intrinsic-Factor
E. Behandlung mit Phenytoin

15.065   15.14   Fragentyp A

Welches ist das Mittel der Wahl bei schwerer Amöbiasis?

A. Chloramphenicol
B. Sulfaguanidin
C. Metronidazol
D. Niridazol
E. Niclosamid

15.066   15.14   Fragentyp C

Zur Therapie der Trichomoniasis vaginalis eignet sich Metronidazol,

weil

Metronidazol die Immunabwehr des infizierten Organismus stimuliert.

15.067   15.14   Fragentyp A

Zur Therapie der Toxoplasmose eignet sich besonders welche Kombination von Arzneimitteln?

A. Sulfonamid und Pyrimethamin
B. Chloramphenicol und Pyrimethamin
C. Pyrimethamin und Primaquin
D. Primaquin und Metronidazol
E. Metronidazol und Tinidazol

15.068
15.069   15.12
15.070   15.14   Fragentyp B

Wählen Sie bitte aus Liste 2 die für die in Liste 1
aufgeführten Erreger geeigneten Antibiotica.

        Liste 1   Liste 2

15.068 Toxoplasmose   A. Metronidazol

15.069 Candida   B. Pyrimethamin

15.070 Trichomonas   C. Nystatin

                            D. Polymyxin B

                            E. Ethambutol

15.071   15.14   Fragentyp D

Bei welchen der folgenden Parasiteninfektionen kann
Metronidazol angewandt werden?

1) Toxoplasmen
2) Trichomonas vaginalis
3) Trypanosoma cruzi
4) Leishmanien
5) Amöben

Wählen Sie bitte die zutreffende Aussagenkombination.

A. Nur 1, 2, 3 und 4 sind richtig
B. Nur 2, 3, 4 und 5 sind richtig
C. Nur 1, 3 und 5 sind richtig
D. Nur 2, 4 und 5 sind richtig
E. Nur 1, 2 und 5 sind richtig

15.072	15.15	Fragentyp D

Zu den Desinfektionsmitteln zählen

1) die Halogene Chlor und Jod
2) anionische Detergentien
3) Kresole
4) Schwermetallverbindungen
5) bestimmte Acridin- und Chinolinderivate

Wählen Sie bitte die zutreffende Aussagenkombination.

A. Alle Aussagen sind richtig
B. Nur 1 und 3 sind richtig
C. Nur 1, 3, 4 und 5 sind richtig
D. Nur 3 ist richtig
E. Nur 1, 3 und 4 sind richtig

15.073	15.15	Fragentyp A

Hexachlorophen kann bei kontinuierlicher lokaler Anwendung als Puder auf der Säuglingshaut zu welchem der folgenden schwerwiegenden Schäden führen?

A. Hautreizungen
B. ZNS-Störungen
C. Leber-Koma
D. Nierenschäden
E. Hämolyse

15.074	15.15	Fragentyp C

Halogenierte Hydroxychinolinderivate dürfen zur Therapie von Darminfektionen nur kurzfristig angewandt werden,

weil

halogenierte Hydroxychinolinderivate bei längerer Anwendung zu Gehstörungen führen können.

15.075 15.15 Fragentyp A

Welches der aufgeführten Phenole ist am wirksamsten und am wenigsten toxisch bei Wund-, Haut- und Körper-Desinfektion?

A. Thymol
B. Kresole
C. Phenol
D. Hexachlorophen
E. PHB-Ester

15.076 15.15 Fragentyp A

Welche der aufgeführten Substanzen hat die geringste fungicide Eigenschaft?

A. Quecksilberverbindungen
B. Hexachlorophen
C. Formaldehyd
D. Jod
E. Kresole

15.077 15.15 Fragentyp C

Borsäure hat zwar eine gute desinfizierende Wirksamkeit, sollte aber trotzdem zur Desinfektion auf Haut oder Schleimhäuten nicht verwendet werden,

weil

Borsäure durch Schleimhäute und verletzte Haut relativ leicht resorbiert wird und wegen seiner langsamen Ausscheidung im Körper kumuliert.

15.078	15.081		
15.079	15.082		
15.080		15.3	Fragentyp B

In Liste 1 sind verschiedene Eigenschaften von Antibiotica gegeben. Wählen Sie bitte aus Liste 2 die entsprechenden Penicilline.

Liste 1

15.078 Wirkt gegen Penicillinase-bildende Staphylokokken und ist säurestabil

15.079 Ein Langzeitantibioticum

15.080 Ein Kuzrzeitantibioticum, das nach oraler Gabe ungenügend antibakteriell wirksam ist

15.081 Ist säurestabil, aber nicht Penicillinase-resistent

15.082 Ist ein Breitspektrum-Antibioticum, das nicht säurestabil ist

Liste 2

A. Ampicillin

B. Dicloxacillin

C. Penicillin G

D. Mezlocillin

E. Benzathin-Penicillin

15.083	15.2	Fragentyp A

Sulfonamide kristallisieren in den Harnkanälen am ehesten aus

A. bei Patienten, die zu allergischen Reaktionen neigen

B. bei saurer Reaktion des Harns

C. bei alkalischer Reaktion des Harns

D. bei Sulfonamiden mit starker Plasmaeiweißbindung

E. bei gleichzeitiger Verabreichung zweier Sulfonamide

15.084	15.15	Fragentyp A

Die desinfizierende Wirkung von Phenolderivaten kommt zustande durch

A. Komplexbildung mit Eiweiß

B. Erhöhung der Durchlässigkeit von Zellmembranen

C. Adstringierende Wirkung

D. Wasserentzug

E. Oxidation

16. Tumortherapie

16.001 16.1 Fragentyp D

Cytostatica besitzen generell nur eine sehr begrenzte Wirkung gegenüber etablierten malignen Tumoren. Der Versuch einer Chemotherapie eines Uterus-Carcinoms dürfte am ehesten berechtigt sein mit

1) Cyclophosphamid
2) Azathioprin
3) Fluoruracil
4) Actinomycin D

Wählen Sie bitte die zutreffende Aussagenkombination.

A. Nur 1 und 4 sind richtig
B. Nur 1 und 3 sind richtig
C. Nur 2 und 4 sind richtig
D. Nur 1 und 2 sind richtig
E. Nur 3 und 4 sind richtig

16.002 16.1 Fragentyp D

Welche Erkrankungen rechtfertigen den Einsatz von Azathioprin?

1) Drohende Gewebeabstoßung nach Organtransplantation
2) Allergisches Asthma
3) Rheumatisches Fieber
4) Akute Leukämien

Wählen Sie bitte die zutreffende Aussagenkombination.

A. Nur 1 und 3 sind richtig
B. Nur 1 und 4 sind richtig
C. Nur 2 und 3 sind richtig

D. Nur 3 und 4 sind richtig

E. Nur 4 ist richtig

16.003 16.1 Fragentyp D

Chemotherapie von Tumoren

1) kann eine Bestrahlung oder operative Entfernung bösartiger Geschwülste ersetzen
2) erfolgt zur Nachbehandlung nach Bestrahlung oder Chirurgie um das Auftreten von Metastasen zu unterdrücken
3) unterstützt die Immunabwehr des tumorbefallenen Organismus
4) schützt den Krebspatienten vor bakteriellen und viralen Infektionen
5) muß prophylaktisch erfolgen, um das Entstehen von Tumoren zu verhindern

Wählen Sie bitte die zutreffende Aussagenkombination.

A. Nur 1, 2, 4 und 5 sind richtig

B. Nur 1, 2 und 4 sind richtig

C. Nur 3 und 4 sind richtig

D. Nur 2 ist richtig

E. Alle Aussagen sind richtig

16.004 16.1 Fragentyp C

Oestrogene lindern beim Prostata-Ca nicht nur die Schmerzen, sie verlängern auch die Überlebenszeit,

weil

sie zur Bekämpfung der Knochenmetastasen geeignet sind.

16.005 16.1 Fragentyp A

Welche der nachfolgenden Aussagen für die Asparaginase ist **falsch**?

A. Sie ist ein Therapeuticum gegen akute Leukämien und chronische myeloische Leukämien
B. Sie wirkt gegen solide Tumoren
C. Ihre Wirkung beruht darauf, daß der schnell wachsenden Tumorzelle mit einem erhöhten Asparagin-Bedarf Asparagin entzogen wird
D. Gerinnungsstörungen gehören zu ihren Nebenwirkungen
E. Aus Coli-Bakterien stammende Asparaginase ist für den Menschen ein Antigen; wiederholte intervallmäßige Behandlung mit Asparaginase führt zur Sensibilisierung

16.006 16.2 Fragentyp A

Bei einer Therapie mit Cytostatica ist welche der folgenden Nebenwirkungen **nicht** typisch?

A. Haarausfall
B. Anämie
C. Arrhythmien
D. Diarrhoe
E. Keimschädigung

16.007 16.2 Fragentyp A

Cyclophosphamid hat folgende unerwünschte Wirkungen, **außer**

A. Blasenblutungen
B. Leukocytose
C. Haarausfall
D. Diarrhoe
E. Thrombopenie

16.008   16.1   Fragentyp A

Mit welchem Cytostaticum können bei schwerer Psoriasis Erfolge erzielt werden?

A. Methotrexat
B. Busulfan
C. Chlorambucil
D. Vincristin
E. Daunomycin

16.009   16.1   Fragentyp D

Durch die Kombinationstherapie bei Tumoren soll erreicht werden, daß

1) der Immunapparat des Wirtsorganismus stimuliert wird
2) spezifische Tumorarten sicher beseitigt werden
3) die Toxicität der einzelnen Therapeutica verringert wird
4) die Tumorzelle in jeder ihrer Teilungsphasen erfaßt wird
5) eine bakterielle Superinfektion vermindert wird

Wählen Sie bitte die zutreffende Aussagenkombination.

A. Nur 1 und 2 sind richtig
B. Nur 1, 4 und 5 sind richtig
C. Nur 2 und 4 sind richtig
D. Nur 2, 3 und 4 sind richtig
E. Nur 3 und 4 sind richtig

16.010
16.011
16.012   16.3   Fragentyp F

Ein Kind mit akuter lymphatischer Leukämie wird täglich mit 6-Mercaptopurin für 4 Wochen behandelt. Ein schneller Abfall der Gesamtleukocytenzahl wurde beobachtet. Obwohl die Remission anhielt, mußte noch weitere 4 Wochen die Tagesdosis von 50 mg auf 100 mg erhöht werden. Zu dieser Zeit war die tägliche Harnsäureausscheidung von 400 mg auf 1000 mg gestiegen, mit Anzeichen von Harnsäurenephropathie.

16.010

Welches der folgenden Gichtmittel würden Sie der 6-Mercaptopurin-Therapie hinzufügen?

A. Allopurinol

B. Cholchicin

C. Glucocorticoid

D. Indomethacin

E. Probenecid

16.011

Das gewählte Mittel ist in diesem Fall angezeigt, weil es

A. die Bildung von Harnsäure aus Purinen während der 6-Mercaptopurin-induzierten Cytolyse hemmt

B. die Entwicklung einer Resistenz der Tumorzellen gegenüber 6-Mercaptopurin verhindert

C. der Transport von 6-Mercaptopurin in die Tumorzelle erhöht wird

D. die Ausscheidung von 6-Mercaptopurin in der Niere hemmt

E. die Synthese von Thymidylsäure hemmt.

16.012

Dabei ist folgende weitere Wirkung des gewählten Mittels zu beobachten:

A. Hemmung der DNA- und RNA-Bildung

B. Hemmung der Biotransformation von 6-Mercaptopurin zu seinen inaktiven Metaboliten 6-Thioharnsäure

C. Blockade der toxischen Wirkung von 6-Mercaptopurin auf Knochenmark und Dünndarm-Epithel

D. Antibiotische Wirkung mit antineoplastischen Eigenschaften

E. Keine der angegebenen Wirkungen

16.013   16.5   Fragentyp C

Mit einer allergischen Reaktion ist bei Therapie mit Immunglobulinen nicht zu rechnen,

weil

Immunglobuline Antigene binden.

16.014   16.5   Fragentyp C

Glucocorticoide werden zur Immunsuppression verwendet,

weil

Glucocorticoide den Abbau von Antikörpern beschleunigen.

16.015   16.5   Fragentyp A

Cytostatica vermindern Immunreaktionen, weil sie

A. Antihistaminwirkung haben
B. die Zahl der Lymphocyten im Blut vermehren
C. das Wachstum der lymphoiden Zellen hemmen
D. die Antigen-Eigenschaften körperfremder Zellen reduzieren
E. die Phagocytose durch Granulocyten stimulieren

16.016 16.5 Fragentyp D

Cytostatische Immunsuppressiva

1) hemmen die reparative Leistung der "Mausergewebe" mit hoher Mitoserate
2) hemmen die Antigen-Antikörper-Reaktion
3) sind in ihrer Indikation durch eine Teratogenität und Carcinogenität eingeschränkt
4) hemmen in therapeutischen Dosen ausschließlich die spezifischen Leistungen der immunkompetenten Zellen

Wählen Sie bitte die zutreffende Aussagenkombination.

A. Nur 1, 2 und 3 sind richtig
B. Nur 1 und 3 sind richtig
C. Nur 2 und 3 sind richtig
D. Nur 2 ist richtig
E. Nur 4 ist richtig

17. Pharmakotherapie von Schmerzen

17.001	17.1	Fragentyp D

Von den folgenden Mitteln eignen sich für die Migränetherapie

1) Coffein
2) Cyproheptadien
3) Methysergid
4) Dihydroergotamin
5) Isosorbitdinitrat

Wählen Sie bitte die zutreffende Aussagenkombination.

A. Nur 1, 2, 3 und 4 sind richtig
B. Nur 1, 3, 4 und 5 sind richtig
C. Nur 1, 2, 4 und 5 sind richtig
D. Nur 2, 3, 4 und 5 sind richtig
E. Alle Aussagen sind richtig

17.002	17.1.2	Fragentyp C

Einige analgetische Mischarzneien enthalten neben Acetylsalicylsäure und/oder Phenacetin auch Barbiturate,

weil

durch den Zusatz der Barbiturate eine Verstärkung des analgetischen Effektes erzielt werden soll.

17.003   17.1.3   Fragentyp A

Welches der folgenden Analgetica verursacht in großen Dosen eine Hyperpnoe mit respiratorischer Alkalose?

A. Paracetamol
B. Pethidin
C. Aminophenazon
D. Metamizol
E. Acetylsalicylsäure

17.004   17.1.1   Fragentyp C

Acetylsalicylsäure kommt für die Therapie schwerer postoperativer Schmerzzustände nicht in Frage,

weil

Acetylsalicylsäure die Blutgerinnung beeinflußt.

17.005   17.1.1   Fragentyp C

Rheumatische Erkrankungen werden nicht mit Phenacetin behandelt,

weil

Phenacetin bei Dauertherapie eine interstitielle Nephritis erzeugen kann.

17.006   17.1.2   Fragentyp C

In analgetisch wirkenden Mischarzneien wird den nichtopiaten Analgetica oft Codein zugesetzt,

weil

Codein den zentral erregenden Wirkungen der nichtopiaten Analgetica entgegenwirkt.

| 17.007 | 17.1.3 | Fragentyp A |

Die anfängliche Störung des Säuren-Basen-Gleichgewichts während der Behandlung mit therapeutischen Dosen von Salicylaten beruht auf

A. metabolischer Acidose
B. respiratorischer Acidose
C. renaler Insuffizienz
D. metabolischer Alkalose
E. respiratorischer Alkalose

| 17.008 | 17.2.1 | Fragentyp D |

Morphium

1) ist im Rahmen einer symptomatischen Therapie eines akuten kardialen Lungenödems kontraindiziert
2) führt in therapeutischer Dosierung gelegentlich zum Erbrechen
3) erhöht den Tonus der glatten Muskulatur im Verdauungstrakt, besonders im Bereich der Sphincteren
4) kann einen orthostatischen Kollaps herbeiführen

Wählen Sie bitte die zutreffende Aussagenkombination.

A. Alle Aussagen sind richtig
B. Nur 1, 3 und 4 sind richtig
C. Nur 1, 2 und 4 sind richtig
D. Nur 1, 2 und 3 sind richtig
E. Nur 2, 3 und 4 sind richtig

17.009   17.2.1   Fragentyp C

Ein 40jähriger Patient, bei dem seit Jahren das Vorliegen einer Aortenklappeninsuffizienz rheumatischer Genese bekannt ist, kommt im Zustand eines kardiogenen Lungenödems zur Aufnahme. Die Herzfrequenz beträgt 140 Schläge/min (Sinusrhythmus). Die Atmung ist auf 40/min beschleunigt. Die Applikation von Morphin ist im vorliegenden Fall streng kontraindiziert,

weil

Morphin das Atemzentrum hemmt und zu einer Atemlähmung führen kann.

17.010   17.2.1   Fragentyp A

Eine Kontraindikation für Morphin ist

A. Hyperthyreodismus
B. Morbus Addison
C. Myxödem
D. Kopfverletzungen
E. Emphysem

17.011   17.2.1   Fragentyp D

Pethidin unterscheidet sich von Morphin dadurch, daß es

1) eine geringere analgetische Potenz besitzt
2) die Atmung weniger hemmt
3) eine kürzere Wirkunsdauer hat
4) im Magen-Darm-Trakt stärkere Spasmen verursacht
5) oral schneller und vollständiger resorbiert wird

Wählen Sie bitte die zutreffende Aussagenkombination.

A. Nur 1, 3 und 5 sind richtig
B. Nur 1 und 5 sind richtig
C. Nur 2, 3 und 4 sind richtig
D. Nur 2 und 4 sind richtig
E. Alle Aussagen sind richtig

| 17.012 | 17.2.1 | Fragentyp A |

Wird eine therapeutische Dosis von Morphin subcutan injiziert, ist neben der analgetischen Wirkung mit folgenden Wirkungen zu rechnen, außer

A. Hemmung des Hustenreflexes
B. Spasmen glatter Muskeln im Magen-Darm-Trakt
C. Steigerung des Blutdrucks
D. Erbrechen
E. Hemmung der Atmung

| 17.013 | 17.2.2 | Fragentyp A |

Der hauptsächlichste toxische Effekt aller Morphin-ähnlichen Mittel ist

A. Histamin-Ausschüttung
B. anaphylaktischer Schock
C. akute Hypotonie
D. Atemdepression
E. cerebrale Vasodilatation

| 17.014 | 17.2.2 | Fragentyp A |

Wird Morphin zur Schmerzstillung verabreicht, kann es zu folgenden Nebenwirkungen kommen, außer

A. Abflachung der Atmung
B. Somnolenz
C. Übelkeit, Erbrechen
D. Vasoconstriction mit Blutdruckanstieg
E. Verzögerte Darmpassage

17.015   17.2.2   Fragentyp A

Eine Überdosierung von Morphin wird akut durch welches Symptom angezeigt?

A. Blutdruckabfall
B. Cyanose
C. Erbrechen
D. Gesteigerte Diurese
E. Obstipation

17.016   17.2.3   Fragentyp A

Welches der folgenden schmerzstillenden Pharmaka erzeugt keine Abhängigkeit?

A. Procain
B. Methadon
C. Pethidin
D. Cocain
E. Morphin

17.017   17.3.2   Fragentyp C

Verabreichung von Morphin in therapeutischer Dosierung führt gelegentlich zum Erbrechen,

weil

Morphin den Tonus der glatten Muskulatur im Verdauungstrakt besonders im Bereich der Sphincteren erhöht.

17.018   17.4   Fragentyp C

Morphinantagonisten können bei einer akuten Morphinvergiftung die Atemhemmung aufheben,

weil

Morphinantagonisten durch ihre hohe Affinität zum Morphinreceptor und ihre geringe bis fehlende intrinsische Aktivität eine weitere Wirkung von Morphin unterdrücken.

17.019	17.4	Fragentyp A

Ein Patient in komatösem Zustand mit Atemdepression wird in die Ambulanz eingeliefert. Eine weitere Untersuchung ergibt eine extrem starke Miosis der Pupillen (Stecknadelkopfgröße). Blutdruck und Pulsfrequenz sind normal. Vorstehende Symptome deuten auf eine Überdosierung von

A. Insulin
B. Barbiturat
C. Morphium
D. Alkohol
E. keinem dieser Mittel

17.020	17.4	Fragentyp A

Welches der folgenden Mittel ist bei akuter Morphinvergiftung indiziert?

A. Hydromorphon
B. Noscapin
C. Methadon
D. Apomorphin
E. Naloxon

18. Therapie von Schlafstörungen

18.001
18.002
18.003

18.2
19.9.4

Fragentyp E

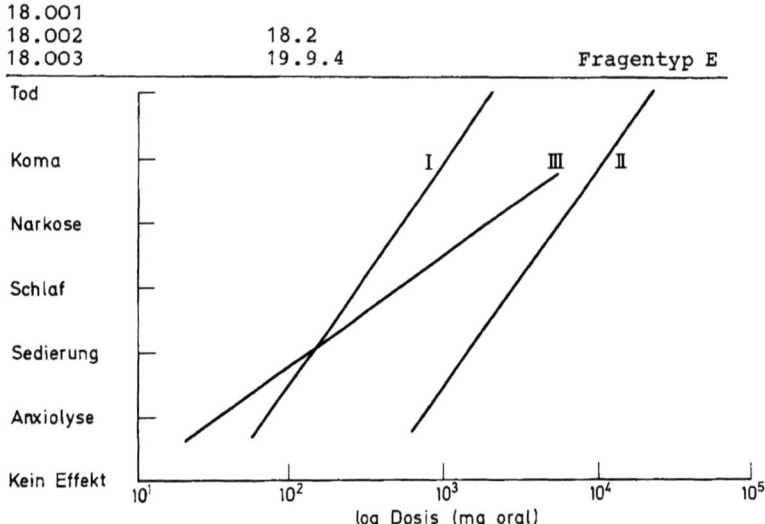

Suchen Sie bitte aus Liste 2 das Arzneimittel, das den in der Figur gezeigten Eigenschaften entspricht (Liste 1).

Liste 1	Liste 2
18.001 Arzneimittel I	A. Pentobarbital
18.002 Arzneimittel II	B. Morphium
18.003 Arzneimittel III	C. Chlordiazepoxid
	D. Imipramin
	E. Meprobamat

| 18.004 | 18.2 | Fragentyp D |

Welche der folgenden Hypnotica sollen bei Einschlafschwierigkeiten nicht verordnet werden?

1) Barbital
2) Methaqualon
3) Nitrazepam
4) Clomethiazol
5) Thiopental

Wählen Sie bitte die zutreffende Aussagenkombination.

A. Nur 1 und 2 sind richtig
B. Nur 2 und 4 sind richtig
C. Nur 1, 2 und 4 sind richtig
D. Nur 2, 3 und 5 sind richtig
E. Nur 1, 2, 4 und 5 sind richtig

| 18.005 | 18.2.1 | Fragentyp C |

Unter den Benzodiazepinderivaten eignet sich Nitrazepam besser zum Schlafmittel als Diazepam,

weil

Nitrazepam wegen seiner relativ kurzen Halbwertzeit von 4 - 8 Stunden nicht die Gefahr der Kumulation bietet wie Diazepam mit seiner langen Halbwertzeit von etwa 30 Stunden.

| 18.006 | 18.2.2 | Fragentyp A |

Welches der angeführten Barbitursäurepräparate hat die höchste Lipoidlöslichkeit und führt bei i.v.-Gabe am schnellsten zur Narkose?

A. Barbital
B. Phenobarbital
C. Pentobarbital
D. Cyclobarbital
E. Thiopenthal

18.007	18.2.2	Fragentyp A

Nach einmaliger intravenöser Gabe eines ultrakurzen Anaestheticums ist die hauptsächliche Ursache für die kurze Dauer:

A. Schnelle Exkretion durch die Niere
B. Schnelle Exkretion durch die Galle
C. Schnelle Hydrolyse in der Leber
D. Schnelle Oxidation in der Leber
E. Umverteilung im Körper

18.008 18.009	18.2.2	Fragentyp F

18.008

Welche der folgenden Barbiturate sind als Schlafmittel nicht brauchbar?

1) Barbitursäure
2) Pentobarbital
3) Thiopental
4) Cyclobarbital

Wählen Sie bitte die zutreffende Aussagenkombination.

A. Nur 1 und 2 sind richtig
B. Nur 3 und 4 sind richtig
C. Nur 1 und 3 sind richtig
D. Nur 2 und 4 sind richtig
E. Nur 2 und 3 sind richtig

18.009

Diese Barbiturate sind als Schlafmittel unbrauchbar, weil

A. beide zu stark fettlöslich sind
B. beide zu wenig fettlöslich sind
C. das eine zu wenig und das andere zu stark fettlöslich ist
D. beide zu schnell metabolisiert werden
E. beide zu Kumulation neigen

18.010	18.2.3	Fragentyp C

Schlafmittel wie Glutethimid und Methyprylon unterscheiden sich in ihrer Wirkung grundsätzlich von Barbituraten,

<u>weil</u>

sie keine Gewohnheitsbildung und/oder Sucht auslösen.

18.011	18.3.1	Fragentyp C

Die Verschreibung von Barbituraten unterliegt nicht der Betäubungsmittelverschreibungsverordnung,

<u>weil</u>

Barbiturate auch bei chronischem Gebrauch nicht zu einer physischen Abhängigkeit führen.

18.012	18.3.1	Fragentyp C

Bei gleichzeitiger Dauertherapie mit Barbituraten müssen zahlreiche andere Medikamente höher dosiert werden,

<u>weil</u>

Barbiturate die Resorption zahlreicher anderer Substanzen hemmen.

18.013	18.4	Fragentyp A

Ein Patient klagt über Depressionen, Schlaflosigkeit, Unruhe, Appetitlosigkeit, Angstzustände und Halluzinationen. Welches der folgenden Mittel, die in seinem Arzneischrank gefunden wurden, könnte diese Symptome hervorgerufen haben?

A. Sulpirid
B. Reserpin
C. Pentobarbital
D. Oxazepam
E. Fenetyllin

18.014   18.017
18.015   18.018
18.016   18.2.2   Fragentyp B

Bitte ordnen Sie die Wirkung der Liste 2 dem entsprechenden Arzneimittel der Liste 1 zu.

Liste 1

18.014 Hexobarbital
18.015 Phenobarbital
18.016 Tiopental
18.017 Cyclobarbital
18.018 Hydroxybarbital

Liste 2

A. Rascher Wirkverlust durch Umverteilungsphänomen
B. Rascher Wirkverlust durch Metabolismus
C. Mittelschneller Wirkverlust
D. Langsamer Wirkverlust
E. Unwirksamer Barbituratmetabolit

19. Psychopharmaka

19.001   19   Fragentyp A

Welches der folgenden Mittel hat ähnliche Wirkung wie Pentetrazol?

A. Coffein
B. Bemegrid
C. Amphetamin
D. Mescalin
E. LSD

19.002   19   Fragentyp A

Pentetrazol und Bemegrid sind

A. Analeptica
B. Neuroleptica
C. Tranquillantien
D. Antidepressiva
E. Psychotomimetica

19.003   19.1.3   Fragentyp C

Durch Fluorierung von Neuroleptica (z.B. Penfluridol oder Fluphenazin) werden Substanzen mit Langzeitwirkung gewonnen,

weil

fluorierte Neuroleptica durch ihre erhöhte Fettlöslichkeit in lipoiden Geweben vermehrt gespeichert werden.

19.004   19.1.4   Fragentyp C

Neuroleptica blockieren den postsynaptischen Dopaminreceptor. Gleichzeitig verursachen sie einen erhöhten Dopaminumsatz,

weil

Neuroleptica durch Blockierung des präsynaptischen Dopaminreceptors eine "feed back"-Hemmung der Dopaminsynthese durch Dopamin verhindern.

19.005   19.1.4   Fragentyp A

Die neuroleptische Wirkung von Butyrophenone kommt sehr wahrscheinlich zustande durch einen Antagonismus zu welchem der folgenden physiologischen Transmitter?

A. Dopamin
B. Gamma-Aminobuttersäure
C. Enkephalin
D. Acetylcholin
E. Noradrenalin

19.006   19.1.5   Fragentyp A

Welches der folgenden Mittel erzeugt keine Abhängigkeit?

A. Diazepam (Tranquillantium)
B. Mazindol (Appetitzügler)
C. Chlorpromazin (Neurolepticum)
D. Chlomethiazol (Sedativum)
E. Pethidin (Analgeticum)

19.007   19.1.5   Fragentyp A

In welcher Reihenfolge nimmt bei den folgenden Phenothiazinen die antipsychotische Potenz ab?

A. Chlorpromazin → Thioridazin → Fluphenazin
B. Chlorpromazin → Fluphenazin → Thioridazin
C. Fluphenazin → Chlorpromazin → Thioridazin
D. Fluphenazin → Thioridazin → Chlorpromazin
E. Thioridazin → Fluphenazin → Chlorpromazin

19.008   19.2.3   Fragentyp A

Welches der folgenden Mittel erzeugt am ehesten extrapyramidale Effekte?

A. Chlorpromazin
B. Thioridazin
C. Clozapin
D. Reserpin
E. Haloperidol

19.009   19.2.3   Fragentyp D

Welcher der folgenden Mechanismen trifft für die Wirkung von Butyrophenonen zu?

1) Blockade des Dopaminreceptors
2) Hemmung der Dopaminsynthese
3) Hemmung der Chemoreceptor-Triggerzone
4) Hemmung der Prolactin-Ausschüttung

Wählen Sie bitte die zutreffende Aussagenkombination.

A. Nur 1, 2 und 3 sind richtig
B. Nur 1 und 3 sind richtig
C. Nur 2 und 4 sind richtig
D. Nur 4 ist richtig
E. Alle Aussagen sind richtig

19.010	19.3	Fragentyp A

Welche Aussage trifft für Neuroleptica vom Typ der Phenothiazine zu? Sie können

A. in höherer Dosierung eine Narkose auslösen
B. ein Parkinsonsyndrom verursachen, das durch Gabe von Antiparkinsonmittel verstärkt wird
C. euphorisierend wirken und von Süchtigen mißbraucht werden
D. einen Blutdruckanstieg verursachen
E. die Prolactinausschüttung erhöhen

19.011	19.3	Fragentyp D

Welche der folgenden Aussagen treffen für Neuroleptica zu?

1) Sie können eine cholestatische Hepatose verursachen
2) Sie haben eine antiemetische Wirkung
3) Sie können zu einem Blutdruckabfall führen
4) Sie lösen bei langdauernder Anwendung eine psychische und physische Abhängigkeit aus

Wählen Sie bitte die zutreffende Aussagenkombination.

A. Nur 1, 2 und 3 sind richtig
B. Nur 1 und 3 sind richtig
C. Nur 2 und 4 sind richtig
D. Nur 4 ist richtig
E. Alle Aussagen sind richtig

19.012	3.2.2	
19.013	12.3	
19.014	19.3	Fragentyp B

Ordnen Sie bitte die Syndrome der Liste 2 den Arzneistoffen der Liste 1 zu.

Liste 1

19.012 Phenothiazine
19.013 Thyroxin
19.014 Herzglykoside

Liste 2

A. Appetitlosigkeit, Übelkeit, Erbrechen, Durchfall, Bradykardie, partieller AV-Block

B. Durchfall, Gewichtsverlust, vermehrte Schweißsekretion, Tachykardie, gesteigerte Erregbarkeit

C. Struma, Leukopenie, Bradykardie, Cholesterinanstieg, Obstipation

D. Erregungszustände, trockene rote Haut, Hypertonie, Tachykardie, Gewichtszunahme

E. Sedierung, orthostatische Hypotonie, Hyperkinese, Tremor, Gelbsucht

19.015	19.3	Fragentyp C

Die bei Neurolepticatherapie möglicherweise auftretenden Spätdyskinesen können durch Antiparkinsonmittel vom Typ der Anticholinergica beseitigt werden,

weil

Neuroleptica die Synthese von Acetylcholin steigern.

19.016	19.3	Fragentyp A

Der nach längerer Applikation von Phenothiazinen häufig auftretende Parkinsonismus kann gemildert werden durch Pharmaka aus der Gruppe der

A. Sympatholytica

B. Parasympathomimetica

C. Tranquillantien

D. Neuroleptica

E. Keine der genannten Gruppen

19.017 19.4 Fragentyp C

Durch LSD induzierte Psychosen sollten unbedingt mit antipsychotisch wirkenden Pharmaka behandelt werden,

weil

es durch LSD zu einer krankhaften Selbstüberschätzung kommen kann, die den Patienten zu gefährlichen Handlungen treiben kann.

19.018
19.019 19.6. Fragentyp F

19.018

Die Hauptindikation für Neuroleptica sind Psychosen. Für welche der folgenden chronischen Krankheitszustände finden Neuroleptica außerdem Verwendung?

A. Essentielle Hypertonie
B. Altersdiabetes
C. Bronchialasthma
D. Morbus Parkinson
E. Chronische Schmerzzustände

19.019

Der für diese Indikation zugrundeliegende Mechanismus ist:

A. Distanzierung vom Krankheitserlebnis
B. Anticholinerge Wirkung
C. Sympatholytische Wirkung
D. Tranquillisierende Wirkung
E. Antiglykogenolytische Wirkung

19.020　　　　　　19.7.3　　　　　　　　　　Fragentyp C

Die Wirksamkeit von Imipramin kann durch gleichzeitige Gabe von Noradrenalin erhöht werden,

weil

für die Entstehung endogener Depressionen eine verminderte Fähigkeit des zentralen Nervensystems, adäquate Mengen an Transmittern herzustellen, zu speichern oder zu transportieren, verantwortlich zu sein scheint.

19.021　　　　　　19.7.4　　　　　　　　　　Fragentyp C

Bei der Anwendung des Antidepressivums Desipramin ist kaum mit der Gefahr des Selbstmordes zu rechnen,

weil

bei Desipramin der antriebssteigernden Wirkung eine sedierende Wirkung vorausgeht.

19.022　19.025
19.023　19.026
19.024　　　　　　19.7　　　　　　　　　　　Fragentyp E

In der folgenden Abbildung sind mit den Buchstaben A - E bezeichnete Eigenschaften verschiedener Psychopharmaka aufgeführt. Wählen Sie bitte die entsprechenden Eigenschaften für die angegebenen Psychopharmaka.

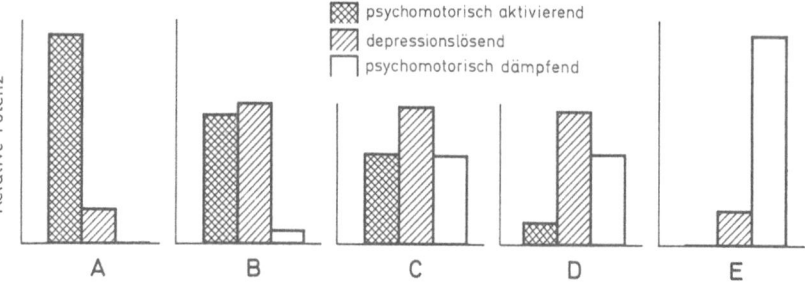

19.022 Amitryptilin　　　19.025 Thioridazin
19.023 Imipramin　　　　19.026 Tranylcypromin
19.024 Desipramin

19.027   19.7.5   Fragentyp D

Welche der folgenden unerwünschten Wirkungen können bei der Behandlung mit tricyclischen Antidepressiva auftreten?

1) Manische Reaktionen
2) Sedierung
3) Verschlußikterus
4) Orthostatische Hypotonie
5) Negative Inotropie

Wählen Sie bitte die zutreffende Aussagenkombination.

A. Nur 1, 3 und 5 sind richtig
B. Nur 3 und 5 sind richtig
C. Nur 1, 2 und 4 sind richtig
D. Nur 2 und 4 sind richtig
E. Alle Aussagen sind richtig

19.028   19.8.2   Fragentyp A

Welches der folgenden Arzneimittel ist bei manischer Phase einer manisch depressiven Erkrankung wirksam und hat bei Depression eine prophylaktische Wirkung?

A. Tranylcypromin
B. Imipramin
C. Lithium
D. Chlordiazepoxid
E. Meprobamat

19.029   19.8.3   Fragentyp C

Lithium kann bei längerdauernder Therapie zu einer Involution der Schilddrüse führen,

weil

durch Lithium sowohl die Aufnahme wie die Abgabe von Jod durch die Schilddrüse gehemmt wird.

19.030 19.8.4 Fragentyp C

Bei Patienten unter Lithiumtherapie muß der Lithium-Plasmaspiegel regelmäßig gemessen werden,

weil

die therapeutische Breite des Lithiums sehr gering ist.

19.031 19.9.1 Fragentyp D

Welche der folgenden Wirkungen haben Butyrophenone und Benzodiazepine gemeinsam?

1) Sedierende Wirkung
2) Antipsychotische Wirkung
3) Anxiolytische Wirkung
4) Antikonvulsive Wirkung

Wählen Sie bitte die zutreffende Aussagenkombination.

A. Nur 1, 2 und 3 sind richtig
B. Nur 1 und 3 sind richtig
C. Nur 2 und 4 sind richtig
D. Nur 4 ist richtig
E. Alle Aussagen sind richtig

19.032 19.9.3 Fragentyp D

Aus welchen der folgenden Tranquillantien entstehen im Körper weitere wirksame Metaboliten?

1) Nitrazepam
2) Diazepam
3) Oxazepam
4) Chlordiazepoxid

Wählen Sie bitte die zutreffende Aussagenkombination.

A. Nur 1, 2 und 3 sind richtig
B. Nur 1 und 3 sind richtig
C. Nur 2 und 4 sind richtig
D. Nur 4 ist richtig
E. Alle Aussagen sind richtig

19.033   19.9.5   Fragentyp C

Selbstmord mit Benzodiazepinen kommt kaum vor,

weil

Benzodiazepine anxiolytisch wirken.

19.034   19.9.6   Fragentyp D

Bei welchen der folgenden Krankheiten kann die Anwendung von Tranquillantien indiziert sein?

1) Schlafstörungen
2) Angstzuständen
3) Epilepsie
4) Muskelspasmen
5) Prämedikation bei Narkose

Wählen Sie bitte die zutreffende Aussagenkombination.

A. Nur 1, 3 und 5 sind richtig
B. Nur 1 und 5 sind richtig
C. Nur 2, 3 und 4 sind richtig
D. Nur 2 und 4 sind richtig
E. Alle Aussagen sind richtig

19.035   19.9.7   Fragentyp A

Welche der folgenden Wirkungen sind bei Gabe von Benzodiazepinen nicht zu erwarten?

A. Verstärkung der Wirkung von Alkohol
B. Entwicklung zur Abhängigkeit
C. Steigerung der Libido
D. Verminderung der Reaktionsfähigkeit
E. Zunahme des Appetits

19.036	19.7.5	Fragentyp D

Welche der folgenden Arzneimittelgruppen haben ausgesprochen anticholinerge Wirkungen?

1) Antihypertonica
2) Antidepressiva
3) Antidiabetica
4) Antihistaminica

Wählen Sie bitte die zutreffende Aussagenkombination.

A. Nur 1, 2 und 3 sind richtig
B. Nur 1 und 3 sind richtig
C. Nur 2 und 4 sind richtig
D. Nur 4 ist richtig
E. Alle Aussagen sind richtig

20. Medikamentöse Therapie der Parkinson-Erkrankung

20.001   20.2.2   Fragentyp D

Bei einem älteren Parkinson-Patienten kommt es unter der Therapie mit L-Dopa nach einiger Zeit zu einer Besserung der Akinese, aber auch zu

1) orthostatischen Beschwerden
2) Knöchelödemen
3) psychotischen Veränderungen
4) Nykturie

Wählen Sie bitte die zutreffende Aussagenkombination.

A. Nur 1 und 2 sind richtig
B. Nur 1 und 3 sind richtig
C. Nur 1 und 4 sind richtig
D. Nur 2 und 3 sind richtig
E. Nur 3 und 4 sind richtig

20.002   20.2.3   Fragentyp A

Um die durch vorzeitige Metabolisierung von L-Dopa verursachten peripheren Nebenwirkungen wie Magen-Darm-Beschwerden und Herzrhythmusstörungen zu vermeiden, ist die Kombination mit welchem der folgenden Mittel bei der Behandlung des Morbus Parkinson angezeigt?

A. Cholinesterasehemmer
B. Decarboxylasehemmer
C. Monoaminoxidasehemmer
D. Oxygenasehemmer
E. Hydroxylasehemmer

20.003   20.2.4   Fragentyp C

Wird ein Patient, der an Morbus Parkinson leidet, mit Levodopa behandelt, sollte auf eine gleichzeitige Therapie mit Vitamin B6 verzichtet werden,

weil

Vitamin B6 die periphere Decarboxylase aktiviert.

20.004
20.005   20.2
20.006   20.3
20.007   20.4   Fragentyp B

Bitte ordnen Sie die Wirkungsmechanismen der Liste 2 den entsprechenden Arzneimitteln der Liste 1 zu.

Liste 1	Liste 2
20.004 Biperiden	A. Anticholinerge Wirkung vornehmlich gegen Rigor
20.005 L-Dopa	B. Antiadrenerge Wirkung vornehmlich gegen Tremor
20.006 Amantadin	C. Umwandlung zu einer Transmittersubstanz, die vermindert ist
20.007 Bromokryptin	D. Freisetzung von Dopamin
	E. Dopaminerge Wirkung

21. Therapie hirnorganischer Anfallsleiden

21.001   21.2.2   Fragentyp D

Welche der folgenden Arzneistoffe können zentral bedingte Krämpfe auslösen?

1) Penicilline
2) Butyrophenone
3) Methaqualon
4) Lokalanaesthetica
5) Tricyclische Antidepressiva

Wählen Sie bitte die zutreffende Aussagenkombination.

A. Nur 1, 3 und 5 sind richtig
B. Nur 3 und 5 sind richtig
C. Nur 2, 3 und 4 sind richtig
D. Nur 2 und 4 sind richtig
E. Alle Aussagen sind richtig

21.002   21.2.3   Fragentyp D

Welche der folgenden suchtmachenden Stoffe lösen beim Entzug zentral bedingte Krämpfe aus?

1) Barbiturate
2) Amphetamine
3) Alkohol
4) Halluzinogene

Wählen Sie bitte die zutreffende Aussagenkombination.

A. Nur 1, 2 und 3 sind richtig
B. Nur 1 und 3 sind richtig
C. Nur 2 und 4 sind richtig
D. Nur 4 ist richtig
E. Alle Aussagen sind richtig

21.003   21.3   Fragentyp A

Oxazolidindione haben folgende Wirkungsqualitäten, außer

A. Stimulierung der GABA-Receptoren
B. Reduzierung der polysynaptischen Übertragung
C. Verminderung der Hypersynchronisation
D. Erhöhung der Schwelle für Pentetrazolkonvulsionen
E. Verlängerung der refraktären Periode

21.004   21.3   Fragentyp A

Zur Behandlung der Petit-mal-Epilepsie ist von den aufgeführten Antiepileptica vorzugsweise zu verwenden:

A. Phenobarbital
B. Primidon
C. Phenytoin
D. Trimethadion
E. Methylphenobarbital

21.005   21.3   Fragentyp A

Welches der folgenden Arzneimittel erhöht die GABA-Konzentration im ZNS?

A. Diazepam
B. Phenacemid
C. Diphenylhydantoin
D. Trimethadion
E. Valproinsäure

21.006 21.3.1 Fragentyp D

Die meisten Antiepileptica

1) verhindern die Ausbreitung des Anfalls vom Anfallsfocus
2) haben eine Struktur ähnlich den Barbituraten
3) haben heilende Wirkung auf die Ursache des Anfalls
4) haben muskelrelaxierende Wirkung

Wählen Sie bitte die zutreffende Aussagenkombination.

A. Nur 1 und 4 sind richtig
B. Nur 1, 2 und 3 sind richtig
C. Nur 2 und 3 sind richtig
D. Nur 1 und 2 sind richtig
E. Alle Aussagen sind richtig

21.007 21.3.2 Fragentyp C

Diazepam kann bei allen Epilepsieformen außer bei Petit-mal-Anfällen angewendet werden,

weil

Petit-mal-Anfälle durch Diazepam verschlimmert werden können.

21.008 21.3.3 Fragentyp A

Welches der folgenden Barbiturate ist für die Dauerbehandlung von Grand-mal-Epilepsie besonders geeignet?

A. Thiopental
B. Cyclobarbital
C. Pentobarbital
D. Phenobarbital
E. Hexobarbital

21.009　　　　　21.3.4　　　　　　　Fragentyp A

Folgende Medikamente können einen primären Tetrahydrofolsäuremangel induzieren, außer

A. Hydantoinderivate
B. Aminopterin
C. Biguanide
D. Trimethoprim
E. Methotrexat

21.010　　　　　21.3.4　　　　　　　Fragentyp A

Welches Antiepilepticum kann als Nebenwirkung eine Gingivahyperplasie verursachen?

A. Phenobarbital
B. Phenytoin
C. Ethosuximid
D. Trimethadion
E. Valproinsäure

21.011　　　　　21.3.4　　　　　　　Fragentyp A

Welches der folgenden Antiepileptica ist charakterisiert durch seine Fähigkeit, posttetanische Potenzierung zu reduzieren?

A. Hydantoine
B. Barbiturate
C. Oxazolidinderivate
D. Succinimidderivate
E. Carboanhydrase-Hemmer

21.012   21.3.4   Fragentyp C

Hydantoine sind bei Petit-mal-Anfällen indiziert,

weil

Hydantoine zu einer Verlängerung der refraktären Periode führen.

21.013   21.3.4   Fragentyp C

Um möglichst niedrig dosieren zu können werden Hydantoine in Kombination mit Disulfiram gegeben,

weil

Disulfiram den Metabolismus der Hydantoine hemmt.

21.014   21.3.4   Fragentyp D

Diphenylhydantoin zeigt in Dosen, die einen epileptischen Anfall kontrollieren, folgende Wirkungen:

1) Es erhöht die Schwelle für einen Strychninkrampf
2) Es erhöht im Gehirn die intracelluläre Konzentration des Natriums
3) Es erhöht die Schwelle für Elektroschock-Krämpfe
4) Es modifiziert das Bild eines experimentellen Anfalls, der durch maximalen Elektroschock verursacht wurde

Wählen Sie bitte die zutreffende Aussagenkombination.

A. Nur 1, 2 und 3 sind richtig
B. Nur 1 und 3 sind richtig
C. Nur 2 und 4 sind richtig
D. Nur 4 ist richtig
E. Alle Aussagen sind richtig

21.015 21.3.6 Fragentyp A

Durch das Antiepilepticum Sultiam wird

A. der Dopaminreceptor stimuliert
B. die Natriumpumpe aktiviert
C. die Carboandydrase gehemmt
D. der GABA-Receptor stimuliert
E. die Monoaminoxidase gehemmt

21.016 21.4 Fragentyp D

Grand-mal-Epilepsie kann behandelt werden mit

1) Diphenylhydantoin
2) Primidon
3) Phenobarbital
4) Trimethadion

Wählen Sie bitte die zutreffende Aussagenkombination.

A. Nur 1, 2 und 3 sind richtig
B. Nur 1 und 2 sind richtig
C. Nur 2 und 3 sind richtig
D. Nur 4 ist richtig
E. Alle Aussagen sind richtig

21.017 21.4 Fragentyp A

Mittel der Wahl bei Petit-mal-Anfällen gehören zur Substanzgruppe der

A. Hydantoine
B. Succinimide
C. Barbiturate
D. Phenothiazine
E. Butyrophenone

21.018   21.4   Fragentyp A

Welche der folgenden Arzneimittel sind bei Grand-mal-
Epilepsie indiziert?

A. Hydantoine
B. Oxazolidine
C. Succinimide
D. Benzothiadiazine
E. Butyrophenone

21.019   21.4   Fragentyp A

Arzneimittel, die die Schwelle der Pentetrazol-Konvul-
sionen erhöhen, werden häufig bei folgenden Erkrankungen benützt:

A. Petit-mal-Epilepsie
B. Grand-mal-Epilepsie
C. Psychomotorische Epilepsie
D. Jackson-Epilepsie
E. Schläfenlappen-Epilepsie

22. Therapie der Vergiftungen

22.001 22.1 Fragentyp C

Befindet sich nach oraler Aufnahme ein Gift auf dem zweiten Giftweg, ist eine Behandlung durch Auslösen von Erbrechen, Magenspülung und Beschleunigung der Darmentleerung nicht ausreichend,

<u>weil</u>

Stoffe, die bereits in den Blutstrom gelangt sind, durch Auslösen von Erbrechen, Magenspülung und Beschleunigung der Darmentleerung meist nicht mehr beseitigt werden können.

22.002 22.2 Fragentyp A

Hat ein Kind eine größere Menge eines Tensides getrunken, ist welche Sofortmaßnahme angezeigt?

A. Auslösen von Erbrechen

B. Trinken von konzentrierter Kochsalzlösung

C. Gabe von Milch mit eingequirltem Ei

D. orale Gabe von Natriumbicarbonat

E. orale Gabe von Natriumsulfat

22.003		
22.004	22.4	Fragentyp F

22.003

Welche Maßnahme ist spezifisch bei der Therapie einer Methanolvergiftung indiziert. Die Gabe von

A. Äthanol
B. Diuretica
C. Vitaminen
D. Sedativa
E. Disulfiram

22.004

Der Wirkungsmechanismus dieser Substanz ist

A. Beruhigung des Vergifteten
B. Schnelle Ausscheidung des aufgenommenen Methanols
C. Hemmung der Giftung zur Ameisensäure
D. Verhinderung der Bindung von neuritischen Symptomen
E. Verstärkung der Abatmung von Methanol über die Lunge

22.005	22.4	Fragentyp A

Nach der Definition der WHO sind verschiedene Formen der Abhängigkeit (ersetzt den alten Begriff der Sucht) zu unterscheiden. Welchen Typ der Drogenabhängigkeit (dependence) weisen Morphinisten auf?

A. Physische Abhängigkeit
B. Psychische Abhängigkeit
C. Physische und psychische Abhängigkeit
D. Keine Abhängigkeit im Sinne der WHO-Formulierungen
E. Keine Abhängigkeit, lediglich Toleranzsteigerung

22.006	22.4	Fragentyp A

Eine Überempfindlichkeit gegenüber einem bestimmten Stoff (Medikament, Gift) kann durch das Zusammenwirken mit einem anderen Stoff entstehen. Dies kann z.B. von erheblicher verkehrsmedizinischer Bedeutung sein, weil durch das Zusammenwirken von Alkohol mit Schlafmitteln, Psychopharmaka, Analeptica und dergleichen

A. der Alkoholabbau erheblich langsamer abläuft

B. die psychophysischen Ausfallerscheinungen wesentlich stärker sein können als nach der aufgenommenen Alkoholmenge, bzw. der festgestellten Blutalkoholkonzentration zu erwarten wäre

C. der Alkohol die Fettlöslichkeit dieser Medikamente erhöht und damit die Darm-Ausscheidung verlangsamt

D. der Alkohol die Resorption der Medikamente und damit den Eintritt ihrer Wirkung verstärkt

E. diese Medikamente eine gleichmäßige Verteilung von Alkohol im Körperwasser verhindern

22.007	22.4	Fragentyp D

Welcher Typ der Drogenabhängigkeit ist durch starke Entzugssyndrome gekennzeichnet?

1) Alkohol
2) Cannabis
3) Opiat
4) Halluzinogen
5) Barbiturat

Wählen Sie bitte die zutreffende Aussagenkombination.

A. Nur 2, 3 und 5 sind richtig

B. Nur 3 und 5 sind richtig

C. Nur 1, 3 und 5 sind richtig

D. Nur 1, 2 und 5 sind richtig

E. Alle Aussagen sind richtig

22.008 22.4 Fragentyp A

Mittel, die Manifestationen ähnlich den Psychosen produzieren können, heißen

A. Psychopharmaka
B. Psychotomimetica
C. Neuroleptica
D. Thymeretica
E. Analeptica

22.009 22.4 Fragentyp A

Welcher der folgenden Pflanzeninhaltsstoffe ruft folgende typische Vergiftungssymptome hervor: Mydriasis, trockene rote Haut, Mundtrockenheit, erhöhte Temperatur und Tachykardie?

A. Atropin
B. Morphium
C. Strychnin
D. Ergotamin
E. Digitalis

22.010 22.4 Fragentyp D

Lysergsäurediäthylamid

1) ist ein Amin-Alkaloid, ähnlich dem Ergonovin
2) ist das Halluzinogen mit der höchsten bekannten Potenz
3) hat eine sympathomimetische Wirkung
4) kann Manifestationen ähnlich denen der Schizophrenie produzieren
5) hat für therapeutische Zwecke keine große Bedeutung

Wählen Sie bitte die zutreffende Aussagenkombination.

A. Nur 1, 2 und 4 sind richtig
B. Nur 1 und 2 sind richtig
C. Nur 2 und 3 sind richtig

D. Nur 2, 4 und 5 sind richtig
E. Alle Aussagen sind richtig

22.011 22.4 Fragentyp A

Der wichtigste Wirkstoff in Haschisch ist

A. Lysergsäurediäthylamid
B. Tetrahydrozolin
C. Tetrahydrocannabinol
D. Psilocybin
E. Mescalin

22.012 22.4 Fragentyp D

Cannabinole sind die wichtigsten Wirkstoffe folgender als Rauschmittel verwendeter Naturprodukte

1) Haschisch
2) Tollkirsche
3) Marihuana
4) Fliegenpilze
5) Mohn

Wählen Sie bitte die zutreffende Aussagenkombination.

A. Nur 1 und 2 sind richtig
B. Nur 3 und 4 sind richtig
C. Nur 1 und 3 sind richtig
D. Nur 2 und 4 sind richtig
E. Nur 3 und 5 sind richtig

22.013 22.4 Fragentyp A

Ein Patient in komatösem Zustand wird in die Ambulanz mit fehlenden Reflexen und Atemdepression eingeliefert. Blutdruck und Körpertemperatur sind erniedrigt. Vorstehende Symptome deuten auf eine Überdosierung von

A. Insulin
B. Barbiturat
C. Morphium
D. Alkohol
E. Kohlenmonoxid

22.014 22.4 Fragentyp A

Ein Patient klagt über Gewichtsverlust, Unruhegefühl, Angstzustände und Hörhalluzinationen. Welches der folgenden Mittel, die in seinem Arzneischrank gefunden wurden, könnte diese Symptome verursacht haben?

A. Chlorpromazin
B. Methamphetamin
C. Atropin
D. Meprobamat
E. Imipramin

22.015 22.4 Fragentyp A

Verschiedene Arzneimittel, wie z.B. Phenazetin, zeigen als unerwünschte Nebenwirkung eine Methämoglobinbildung. Ebenso ist die Giftwirkung zahlreicher Substanzen, wie Nitroverbindungen, aromatische Amine, Oxydationsmittel usw., bedingt durch eine Methämoglobinbildung, die durch entsprechende Therapie behandelt werden muß. Auf der anderen Seite kann aber bei bestimmten Vergiftungen eine Methämoglobinbildung lebensrettend sein. Für welche der folgenden Substanzen trifft dies zu?

A. CO-Vergiftung
B. Cyanid-Vergiftung
C. Akute Bleivergiftung
D. Benzol-Vergiftung
E. Knollenblätterpilz-Vergiftung

22.016   22.4   Fragentyp C

Pentetrazol ist indiziert bei Barbituratvergiftungen,

weil

Pentetrazol atemanregend wirkt.

22.017   22.4   Fragentyp A

Woran ist eine Überdosis von Salicylaten frühzeitig zu erkennen?

A. Euphorie
B. Ohrensausen
C. Sehstörungen
D. Diarrhoe
E. Tachykardie

22.018   22.4   Fragentyp D

Welche der folgenden Symptome können bei einer akuten Vergiftung mit tricyclischen Antidepressiva auftreten?

1) Vorhoftachykardie mit AV-Block
2) Halluzinationen
3) Krämpfe
4) Fieber

Wählen Sie bitte die zutreffende Aussagenkombination.

A. Nur 1, 2 und 3 sind richtig
B. Nur 1 und 3 sind richtig
C. Nur 2 und 4 sind richtig
D. Nur 4 ist richtig
E. Alle Aussagen sind richtig

22.019	22.4	Fragentyp A

Bei längerdauernder Gabe von Brompräparaten kann es durch die langsame Ausscheidung von Bromionen zur Kumulation und Bromismus kommen. Welches sind die Symptome des Bromismus?

A. Gedächtnisschwund, Konzentrationsschwäche, Koordinationsstörungen, Reizbarkeit

B. Unruhe, Angst, Sprachstörungen, tetanusartige Krampfanfälle

C. Sehstörungen, Speichelfluß, Schwitzen, Durchfall

D. Appetitlosigkeit, Kopfschmerzen, blasse Haut, Spasmen des Dünndarms

E. Knochenmarkschädigung, Leberschädigung, Durchfälle, Untertemperatur

22.020 22.021	22.4	Fragentyp F

22.020

Welches der folgenden Salze würden Sie bei einer Bromvergiftung geben?

A. $CaCO_3$
B. $MgSi_3O_8$
C. $NaCl$
D. KH_2PO_4
E. $Al(OH)_3$

22.021

Sie geben dieses Salz um

A. Brom durch chelatartige Bindung unschädlich zu machen
B. die Symptome des Bromismus zu antagonisieren
C. die weitere Resorption von Brom aus dem Magen-Darm-Trakt zu verhindern
D. die Bromionen aus den Körper zu verdrängen
E. Der Mechanismus ist unbekannt

22.022   22.5   Fragentyp A

Die akute Quecksilbervergiftung, z.B. durch Einatmung
größerer Mengen Quecksilberdampf, und die chronische
Vergiftung, z.B. durch Aufnahme von Nahrungsmitteln
mit hohem Quecksilbergehalt, unterscheiden sich im Vergiftungsbild. Welches der folgenden Symptome ist typisch
für die akute Quecksilbervergiftung?

A. Kopfschmerzen, nervöse Reizbarkeit
B. Tremor mercurialis
C. Anurie
D. Cachexia mercurialis
E. Lockerung bzw. Ausfall der Zähne

22.023   22.5   Fragentyp D

Während metallisches Quecksilber bei einmaliger oraler
Aufnahme in der Regel keine toxischen Wirkungen entfaltet, können Quecksilbersalze starke Wirkungen zeigen. Welche Wirkungen von Quecksilberverbindungen wurden
früher oder werden noch von der Medizin therapeutisch
genützt?

1) Ätzwirkung
2) Abführmittel
3) Diureticum
4) Desinfektionsmittel
5) Zahnheilkunde (Füllmaterial)

Wählen Sie bitte die zutreffende Aussagenkombination.

A. Nur 1, 3 und 5 sind richtig
B. Nur 2, 3 und 4 sind richtig
C. Nur 2, 3, 4 und 5 sind richtig
D. Nur 1, 3, 4 und 5 sind richtig
E. Alle Aussagen sind richtig

| 22.024 | 22.5 | Fragentyp A |

Bei Vergiftungen mit einem als Insecticid verwendeten organischen Phosphorsäureester (z.B. Parathion) sollte möglichst frühzeitig folgendes Präparat zur Anwendung kommen:

A. Atropin
B. Barbiturat
C. Carbachol
D. Lorfan
E. Promethazin

| 22.025 | 22.5 | Fragentyp A |

Welcher Mechanismus ist für die akute Vergiftung mit den als Insecticide verwendeten Carbamaten (Carbaminsäureestern) charakterisiert?

A. Hämolyse
B. Hemmung der inneren Atmung
C. Hemmung der Acetylcholinesterase
D. Störung des $Na^+ + K^+$ -Austausches im ZNS
E. Blockierung der Hämoglobinoxygenierung

22.026		
22.027		
22.028	22.5	Fragentyp F

Kurze Zeit nach dem Genuß eines Fruchtsaftes werden bei einem Mann, der als Arbeiter auf einem Weingut tätig war, folgende Symptome beobachtet: Nausea, Erbrechen, Muskelschwäche, Muskelzuckungen, Koma mit tonisch-klonischen Krämpfen, Miosis, Lacrimation, vermehrte Bronchialsekretion, Lungenödem. Es stellte sich später heraus, daß der Fruchtsaft gewählt worden war, um das Gift in nicht leicht zu entdeckender Form zu verabreichen.

22.026

Welche der folgenden Vergiftungen lag sehr wahrscheinlich vor?

A. Arsen
B. Insulin
C. Cyanid
D. Thallium
E. Phosphorsäureester

22.027

Welcher Wirkungsmechanismus liegt der oben geschilderten Vegiftung zugrunde?

A. Hemmung der Cholinesterase
B. Hemmung von Enzymen durch Blockade von SH-Gruppen
C. Hemmung der "inneren Atmung"
D. Der Wirkungsmechanismus ist unbekannt
E. Hypoglykämie

22.028

Welches der angeführten Mittel ist bei der geschilderten Vergiftung als Therapie angezeigt?

A. Glucose
B. Dimercaprol
C. Atropin
D. Eisen (III)-hexacyanoferrat (II) (Berliner Blau)
E. Natriumnitrit

22.029	22.5	Fragentyp A

Bei peroraler Aufnahme des Kontaktgiftes Hexachlorcyclohexan ist welche Sofortmaßnahme angezeigt?

A. Auslösung von Erbrechen durch Rachenreizung, Magenspülung
B. Abführung mit Rizinusöl
C. Opiat-Gabe zur Schmerzlinderung
D. Atropin-Gabe i.v. um der endogenen Acetylcholinvergiftung entgegenzuwirken
E. Dopamin-Infusion um einem Kreislaufkollaps entgegenzuwirken

22.030   22.5   Fragentyp D

Welche sind die typischen Symptome bei einer Vergiftung mit Cholinesterasehemmstoffen wie Nitrostigmin?

1) Abdominalkrämpfe
2) Zunahme der Speichelsekretion und starkes Schwitzen
3) Enge, nicht auf Licht reagierende Pupille
4) Lungenödem

Wählen Sie bitte die zutreffende Aussagenkombination.

A. Nur 1, 2 und 3 sind richtig
B. Nur 1 und 2 sind richtig
C. Nur 2 und 4 sind richtig
D. Nur 4 ist richtig
E. Alle Aussagen sind richtig

22.031   22.5   Fragentyp D

Nicotin zeigt folgende Eigenschaften:

1) Es wird zu ca. 10% metabolisiert
2) Es wird zu ca. 90 - 100% metabolisiert
3) Die biologische Halbwertzeit beträgt 2 Stunden
4) Die biologische Halbwertzeit beträgt 2 Tage
5) Über die Niere werden unverändert maximal 10% ausgeschieden

Wählen Sie bitte die zutreffende Aussagenkombination.

A. Nur 1 und 3 sind richtig
B. Nur 1, 3 und 5 sind richtig
C. Nur 1 und 4 sind richtig
D. Nur 2, 3 und 5 sind richtig
E. Nur 2 und 4 sind richtig

22.032   22.5   Fragentyp C

Die Möglichkeit einer chronischen CO-Vergiftung durch Rauchen ist nicht gegeben,

weil

CO vom Hämoglobin reversibel gebunden wird.

22.033   22.5   Fragentyp D

Welche der folgenden Substanzen oder Substanzgruppen sind außer Nicotin im Tabakrauch enthalten und von toxikologischem Interesse:

1) Phenole
2) Stickoxydul
3) Polycyclische Aromaten
4) Kohlenmonoxid
5) Kohlendioxid

Wählen Sie bitte die zutreffende Aussagenkombination.

A. Nur 1, 2 und 4 sind richtig
B. Nur 1, 3 und 4 sind richtig
C. Nur 1, 2 und 5 sind richtig
D. Nur 3, 4 und 5 sind richtig
E. Nur 2, 3 und 5 sind richtig

22.034   22.5   Fragentyp D

Gewohnheitsmäßiges Rauchen kann führen zu

1) Atherosklerose
2) Coronarinsuffizienz
3) Lungencarcinom
4) Magen- und Duodenalulcus
5) Fruchtschäden

Wählen Sie bitte die zutreffende Aussagenkombination.

A. Nur 1, 2 und 3 sind richtig
B. Nur 2, 3 und 4 sind richtig
C. Nur 3, 4 und 5 sind richtig
D. Nur 1, 2, 3 und 4 sind richtig
E. Alle Aussagen sind richtig

22.035   22.5   Fragentyp D

Nicotin

1) erzeugt physische Abhängigkeit
2) erzeugt psychische Abhängigkeit
3) erhöht die Cholesterinkonzentration im Blut
4) führt zur Erniedrigung des Geburtsgewichts von Neugeborenen
5) erhöht die Neigung zu Darmgeschwüren

Wählen Sie bitte die zutreffende Aussagenkombination.

A. Nur 1, 2, 4 und 5 sind richtig
B. Nur 1, 3 und 5 sind richtig
C. Nur 1, 2, 3 und 4 sind richtig
D. Nur 2, 3, 4 und 5 sind richtig
E. Alle Aussagen sind richtig

22.036	22.5	Fragentyp A

Welche Sofortmaßnahme sollte bei einem CO-Vergifteten vorgenommen werden?

A. Zufuhr von Frischluft oder Sauerstoff

B. Injektion einer hohen Dosis eines Glucocorticoids

C. Reichlich Flüssigkeitszufuhr

D. Bluttransfusion

E. Inhalation von Amylnitrit

22.037 22.038 22.039	22.5	Fragentyp B

Kohlenmonoxid wird an Hämoglobin zu CO-Hb gebunden. Ordnen Sie bitte die Symptome der Liste 1 den Konzentrationsbereichen an CO-Hb der Liste 2 zu, bei denen sie in der Regel beobachtet werden können.

Liste 1

22.037 Kopfschmerzen, Übelkeit, Erbrechen
22.038 Bewußtlosigkeit
22.039 Tod

Liste 2

A. 1 - 10% CO-Hb
B. 20 - 30% CO-Hb
C. 40 - 50% CO-Hb
D. 50 - 60% Co-Hb
E. 70 - 80% Co-Hb

22.040 22.043	2.2	
22.041 22.044	3.1	
22.042	7.2	Fragentyp B

In Liste 1 sind Pharmaka angegeben, die bei Vergiftungen mit Substanzen der Liste 2 benützt werden. Suchen Sie bitte aus Liste 2 die entsprechenden Vergiftungen, für die die Mittel in Liste 1 gebraucht werden.

Liste 1

22.040 Obidoxim
22.041 Natriumthiosulfat
22.042 Ca-EDTA
22.043 Levallorphan
22.044 Methylenblau

Liste 2

A. Blei
B. Cyanid
C. Alkylphosphate
D. Hydromorphon
E. Natriumnitrit

22.045
22.046
22.047   22.5   Fragentyp F

In einer Altbauwohnung, die mit Kohleöfen beheizt wird, fand man eine bewußtlose Frau. Im Nachtschränkchen lagen einige leere Tablettenröhrchen eines Schlafmittels, auf dem Tisch stand eine halbleere Flasche Whisky (0,7l). Der herbeigerufene Arzt schrieb auf die Krankenhauseinweisung: komatöser Zustand, hellrote Hautfarbe, Kreislaufinsuffizienz bei verminderter Herzleistung.

22.045

Welche der folgenden Vergiftungen liegt wahrscheinlich vor?

A. Barbituratvergiftung

B. Bromcarbamidvergiftung

C. Kohlenmonoxidvergiftung

D. Methaqualonvergiftung

E. Äthanolvergiftung

22.046

Welche der aufgeführten therapeutischen Maßnahmen ist angezeigt?

A. Hohe Gabe von NaCl

B. Forcierte Diurese

C. Clomethiazol

D. Frischluft, wenn möglich Sauerstoff-angereicherte Inspirationsluft

E. Magenspülung mit Aktivkohle

22.047

Welcher primäre Mechanismus liegt der geschilderten Vergiftung zugrunde?

A. Narkotische Wirkung

B. Schwerer allergischer Schock

C. Dämpfung des Kreislaufzentrums

D. Störung der Hämoglobinfunktion

E. Metabolische Acidose

22.048 22.5 Fragentyp A

Durch alle der unten angegebenen Stoffe können lebensbedrohliche akute Vergiftungen hervorgerufen werden. Bei welcher Vergiftung kann die Auslösung einer Methämoglobinbildung lebensrettend sein?

A. Parathion
B. Methanol
C. Kohlenmonoxid
D. Knollenblätterpilz
E. Cyanwasserstoff

22.049 22.5 Fragentyp A

Welches Antidot ist bei der Therapie von Cyanidvergiftungen das Mittel der Wahl?

A. Natriumchlorat
B. Nitroglycerin
C. p-Dimethylaminophenol
D. Thionin
E. Nitrobenzol

22.050 22.5 Fragentyp A

Tritt bei einem Unglück aus einem beschädigten Behälter Chlorgas aus, können bei exponierten Personen folgende Symptome erwartet werden, außer:

A. Methämoglobinämie
B. Husten
C. Lungenödem
D. Bindehautentzündung
E. Laryngospasmus

| 22.051 | 22.5 | Fragentyp A |

Welches Symptom ist für eine akute Phosgenvergiftung typisch?

A. Hämolyse
B. Methämoglobinbildung
C. Lungenödem
D. Blockierung der inneren Atmung
E. Capillarschädigung

| 22.052 | 22.5 | Fragentyp C |

Nach oraler Aufnahme von organischen Lösungsmitteln kann man therapeutisch Paraffinöl (Paraffinum liquidum) geben,

weil

Paraffinöl organische Lösungsmittel aufnimmt und deren Resorption erschwert.

| 22.053 | 22.5 | Fragentyp A |

Lösungsmittel von Klebstoffen werden manchmal zur Herbeiführung rauschartiger Zustände inhaliert ("Schnüffelstoffe"). Welche der folgenden in Lösungsmitteln vorkommenden Substanzen besitzt die größte Lebertoxicität?

A. Benzin
B. Benzol
C. Hexan
D. Tetrachlorkohlenstoff
E. Trichloräthylen

22.054	22.5	Fragentyp C

Bei oraler Aufnahme von organischen Lösungsmitteln ist die Gabe von Milch indiziert,

weil

Milch die Resorption organischer Lösungsmittel erschwert.

22.055	22.5	Fragentyp C

Bei einer Bleivergiftung kommt es typischerweise zu einer Störung der Erythropoese,

weil

sich der größte Teil des im Körper verbleibenden Bleis im Knochen ablagert.

22.056	22.5	Fragentyp A

Welche Veränderung der Erythrocyten ist typisch für eine Bleivergiftung?

A. Mikrocytose
B. Makrocytose
C. Basophile Tüpfelung
D. Anisocytose
E. Sichelzellbildung

22.057	22.5	Fragentyp A

Chelatbildner sind Stoffe, die angewendet werden zur Detoxikation bei Vergiftungen mit

A. Kohlenmonoxid
B. Schwermetallen
C. Schlafmitteln
D. Methanol
E. Phosphorsäureestern

22.058   22.5   Fragentyp A

In welchem Organ kommt es nach chronischer Bleivergiftung eventuell zu röntgenologisch nachweisbaren Bleiablagerungen?

A. Im Knochen
B. In den Nieren
C. In der Haut
D. In den Erythrocyten
E. In der Leber

22.059 22.064
22.060 22.065
22.061 22.066
22.062 22.067
22.063   22.5   Fragentyp B

Welche der in Liste 2 aufgeführten Substanzen wirken als Antidot bei Vergiftung mit den Pharmaka in der Liste 1?

Liste 1   Liste 2

22.059 Sublimat   A. Ca-EDTA
22.060 Alkylphosphate   B. Atropin
22.061 Blei   C. p-Dimethylaminophenol
22.062 Blausäure   und Natriumthiosulfat
22.063 Arsen   D. BAL (Dimerkaptopropanol)
22.064 Neostigmin   E. Neostigmin
22.065 Scopolamin
22.066 d-Tubocurarin
22.067 Atropin

22.068   22.5   Fragentyp A

Welches der folgenden Zeichen oder Symptome ist für eine Thalliumvergiftung nicht typisch?

A. Polyneuropathie
B. Haarausfall
C. Querstreifung der Nägel (Mees)

D. Encephalitis
E. Anurie

22.069 22.5 Fragentyp A

Welche toxische Langzeitwirkung ist nach Anwendung
von Arsenzubereitungen, wie sie z.B. bei der Behandlung
der Psoriasis in der Dermatologie üblich waren, nicht
zu befürchten?

A. Hyperkeratosen
B. Lungenkrebs
C. Mellanose
D. Leberschädigung
E. Austrocknung der Schleimhaut

22.070
22.071 22.5 Fragentyp B

Arsenik (Arsenoxid) wurde früher häufiger als Gift oral
beigebracht, wobei bereits die einmalige Dosis von
0,1 g tödlich sein kann. Vergiftungen mit Arsenwasserstoff erfolgen eher durch Inhalation des Gases, z.B.
bei der Herstellung von Wasserstoff oder in Akkumulatorräumen. Ordnen Sie bitte den in Liste 1 aufgeführten
Stoffen das jeweils typische akute Vergiftungsbild der
Liste 2 zu.

Liste 1

22.070 Arsenik (Arsenoxid, As_2O_3)
22.071 Arsenwasserstoff (Arsin, AsH_3)

Liste 2

A. Übelkeit, Erbrechen, Durchfall, reiswasserähnliche Stühle, Wadenkrämpfe, Schock
B. Benommenheit, Schwindel, Schläfrigkeit, Reizung der Schleimhäute, Anurie
C. Reizung der Atemwege, Lungenödem
D. Dyspnoe, Cyanose, Hämolyse, Oligurie, Hämoglobinurie, Kollaps
E. Ikterus, Leukocytopenie, toxische Leberschädigung, Herzrhythmusstörungen

22.072   22.5   Fragentyp A

Die primäre toxische Wirkung von Natriumchlorat ist

A. Anurie
B. Hämolyse
C. Lungenödem
D. Capillarschädigung
E. Hemmung der inneren Atmung

22.073   22.5   Fragentyp A

Welche der angeführten Maßnahmen ist nach oraler Säureaufnahme kontraindiziert?

A. Gabe von reichlich Wasser
B. Gabe von Diuretica
C. Gabe von Antibiotica
D. Schocklagerung
E. Auslösung von Erbrechen

22.074
22.075
22.076   22.5   Fragentyp B

Ordnen Sie bitte den Flüssigkeiten der Liste 1 die nach massiver oraler Aufnahme verursachte Veränderung der Liste 2 zu.

Liste 1	Liste 2
22.074 Säuren	A. Colliquationsnekrose
22.075 Basen	B. Coagulationsnekrose
22.076 Organische Lösungsmittel	C. Reizung (Rötung, evtl. Schwellung) der Schleimhäute
	D. Keine Schleimhautveränderungen
	E. Austrocknung der Schleimhäute

22.077		
22.078		
22.079	22.5	Fragentyp F

Ein Landwirt aß versehentlich von einer Paste, die als Schädlingsbekämpfungsmittel deklariert war. Wenige Stunden später traten Übelkeit und Erbrechen auf und ein taubes Gefühl in den Fingerspitzen. Es folgt ein weitgehend symptomfreies Intervall von 2 - 4 Tagen, dann wird über Verstopfung geklagt. Es entwickelt sich ein Krankheitsbild mit Leibschmerzen, Schlaflosigkeit, Gliederschmerzen, Gewichtsverlust, Zeichen einer zentralen Sympathicusreizung (Tachykardie, Hypertonie, Mydriasis) und einer Polyneuritis, das zur Krankenhauseinweisung führt. Zwei bis drei Wochen nach Aufnahme der Paste ist ein starker Haarausfall zu beobachten, weitere 1 - 2 Wochen später werden weißliche Streifen an den Nägeln sichtbar.

22.077

Durch welchen Stoff wurde die Vergiftung hervorgerufen?

A. Thallium
B. Arsen
C. Carbamat
D. Sublimat
E. Cyanid

22.078

Welcher der angeführten Mechanismen kommt in Frage für diese Vergiftung?

A. Hemmung der "inneren Atmung"
B. Hemmung der Cholinesterase
C. Schädigung des endoplasmatischen Reticulums der Leber
D. Hemmung von Enzymen durch Blockade von SH-Gruppen
E. Keiner der angegebenen Mechanismen

22.079

Welche der genannten Substanzen wird therapeutisch bei einer akuten Vergiftung der geschilderten Art verabfolgt?

A. Natriumnitrit
B. Eisen(III)-hexacyanoferrat(II) (Berliner Blau)
C. Methylenblau
D. BAL
E. Atropin

22.080	22.5	Fragentyp A

Nach einer versehentlich oralen Aufnahme von Kalilauge wird keine Magenspülung durchgeführt, da

A. Kalilauge wegen ihres Geschmackes sehr selten heruntergeschluckt wird
B. nach dem Trinken die Kalilauge durch Erbrechen spontan entfernt wird
C. die Gefahr einer Perforation durch den Spülschlauch gegeben ist
D. Kalium über die Nieren ausgeschieden wird
E. es günstiger ist, die Elimination der Kalilauge durch die Gabe von Laxantien zu beschleunigen

22.081	22.5	Fragentyp A

Welche angeführte Maßnahme ist kontraindiziert, wenn der Patient eine Lauge (z.B. KOH) getrunken hat?

A. Gabe von reichlich Wasser
B. Magenspülung
C. Gabe von kolloidalen Blutersatzmittel zur Schockbekämpfung
D. Gabe von Schmerzmitteln
E. Gabe von Corticosteroiden

22.082	22.5	Fragentyp C

Die Gabe von konzentrierter Kochsalzlösung zur Auslösung von Erbrechen nach oraler Einnahme größerer Mengen von Tensiden ist kontraindiziert,

weil

sich beim Erbrechen nach oraler Einnahme größerer Mengen von Tensiden Schaum bilden kann, der leicht aspiriert werden kann und dann zu Schäden in der Lunge führt.

22.083 22.5 Fragentyp D

Die Gabe von Milch ist bei welchen der folgenden oralen Intoxikationen indiziert?

1) Säuren
2) Benzin
3) Methanol
4) Trichloräthylen
5) Tenside

Wählen Sie bitte die zutreffende Aussagenkombination.

A. Nur 1, 3 und 5 sind richtig
B. Nur 1 und 5 sind richtig
C. Nur 2, 3 und 4 sind richtig
D. Nur 2 und 4 sind richtig
E. Alle Aussagen sind richtig

22.084 22.5 Fragentyp A

Strychnin ist ein Alkaloid aus Brechnüssen, das zur Schädlingsbekämpfung benützt wurde. Welches der genannten Symptome gehört nicht zu den typischen Zeichen der ersten Phase einer akuten Strychninvergiftung?

A. Gesteigerte Reflexerregbarkeit
B. Trismus
C. Bewußtlosigkeit
D. Tetanische Konvulsionen
E. Atemlähmung

22.085 22.5 Fragentyp D

Welche der folgenden Maßnahmen sind bei Vergiftungen mit Fliegen- oder Pantherpilzen kontraindiziert?

1) Magenspülung
2) Gabe von Aktivkohle
3) Gabe von Abführmitteln
4) Gabe von Atropin

Wählen Sie bitte die zutreffende Aussagenkombination.

A. Nur 1, 2 und 3 sind richtig
B. Nur 1 und 3 sind richtig
C. Nur 2 und 4 sind richtig
D. Nur 4 ist richtig
E. Alle Aussagen sind richtig

22.086 22.5 Fragentyp D

Welche der folgenden Wirkungen sind nach Giftschlangenbiß zu beobachten (ohne die Wirkungsperiode und Schlangenart näher zu differenzieren)?

1) Neurotoxische Wirkung (Atemlähmung)
2) Hämorrhagische Wirkung (Gefäßschädigung)
3) Hämolytische Wirkung (Lysolecithinbildung)
4) Thrombinähnliche Wirkung
5) Trypsinähnliche (bradykininbildende) Wirkung

Wählen Sie bitte die zutreffende Aussagenkombination.

A. Nur 1, 3 und 5 sind richtig
B. Nur 1 und 5 sind richtig
C. Nur 2, 3 und 4 sind richtig
D. Nur 2 und 4 sind richtig
E. Alle Aussagen sind richtig

22.087   22.5   Fragentyp D

Der Stich von Bienen, Wespen oder Hornissen führt in
der Regel nur zu lokalen Erscheinungen (Brennen, Jucken,
Rötung, Quaddelbildung). Welches sind die pharmakologisch aktiven Inhaltsstoffe der genannten tierischen
Toxine?

1) Biogene Amine (z.B. Histamin, Serotonin)
2) Polypeptide
3) Enzyme (z.B. Phospholipasen)
4) Lipoide
5) Phosphatide

Wählen Sie bitte die zutreffende Aussagenkombination.

A. Nur 1, 3 und 5 sind richtig
B. Nur 4 und 5 sind richtig
C. Nur 1, 2 und 3 sind richtig
D. Nur 1 und 4 sind richtig
E. Alle Aussagen sind richtig

22.088   22.5   Fragentyp D

Welche der folgenden Maßnahmen können als Therapie von
Schlangenbißverletzungen notwendig werden?

1) Verzögerung der Giftresorption, z.B. durch Abbinden
2) Elimination von Gift aus der Bißwunde, z.B. durch
   Incision der Bißstelle
3) Neutralisation des Giftes durch Antidot (Antiserum)
4) Verabfolgung von Sedativa und Relaxantien
5) Symptomatische Behandlung der Giftwirkungen

Wählen Sie bitte die zutreffende Aussagenkombination.

A. Nur 1, 2, 3 und 5 sind richtig
B. Nur 3 ist richtig
C. Nur 4 und 5 sind richtig
D. Nur 3 und 4 sind richtig
E. Nur 1, 2 und 4 sind richtig

22.089   22.5   Fragentyp A

Natriumnitrit wird als Konservierungsmittel ("Pökelsalz") benützt. Nitrit in größeren Mengen wirkt toxisch, wobei die Cyanose des Patienten den Sauerstoffmangel anzeigt. Dieser hat seine Ursache in

A. Lähmung des Atemzentrums
B. Methämoglobinbildung
C. Lungenödem
D. erhöhtem Sauerstoffverbrauch
E. starker Hämolyse

22.090   22.5   Fragentyp A

Welche der folgenden Angaben trifft für das Botulinustoxin nicht zu?

A. Es ist ein hochmolekulares Protein
B. Es wird durch Schleimhäute resorbiert
C. Es wird durch Kochen zerstört
D. Es hemmt die Freisetzung von Acetylcholin
E. Es ist ein Endotoxin

22.091   22.6   Fragentyp D

Welche der folgenden Stoffe können bei Säuglingen und Kleinkindern zu einer gefährlichen Methämoglobinämie führen?

1) Ethoform
2) Phenacetin
3) Nitrite
4) Hexachlorophen

Wählen Sie bitte die zutreffende Aussagenkombination.

A. Nur 1, 2 und 3 sind richtig
B. Nur 1 und 3 sind richtig
C. Nur 2 und 4 sind richtig
D. Nur 4 ist richtig
E. Alle Aussagen sind richtig

22.092
22.093
22.094   22.6   Fragentyp F

Ein 4jähriges Kind bekommt nach einem Spaziergang im Wald gegen abend folgende Symptome: Rötung des Gesichtes, trockener Mund, Fieber, Tachykardie und weite, lichtstarre Pupillen. Das Kind wird zunehmend unruhig.

22.092

Welche der unten aufgeführten Diagnosen kommt hier in Frage?

A. Wespenstich in die Kopfhaut
B. Vergiftung mit Fliegenpilzen
C. Vergiftung mit Tollkirschen
D. Vergiftung mit einem Insecticid vom Phosphorsäureestertyp
E. Pollenallergie

22.093

Welche spezifische Behandlung schlagen Sie vor?

A. Ephedrin
B. Antihistaminica
C. Cholinesterasereaktivatoren
D. Physostigmin
E. Atropin

22.094

Das Medikament Ihrer Wahl lindert die Symptome dabei über folgenden Wirkungsmechanismus:

A. Kompetition von Histamin am Zellreceptor
B. Hemmung der Acetylcholinesterase
C. Chemische Bindung von Phosphorsäureestern
D. Kompetitiver Antagonismus zu Acetylcholin
E. Freisetzung von Catecholaminen

23. Arzneiverordnungen

23.001 23.1 Fragentyp C

Wird ein Fertigarzneimittel neu in den Handel gebracht, darf angenommen werden, daß das Mittel zunächst immer eine stärkere Wirkung, eine höhere Potenz oder weniger Nebenwirkungen besitzt als die bisherigen Mittel mit gleicher Indikation,

weil

nach den bestehenden Gesetzen ein neues Fertigarzneimittel nur zugelassen wird, wenn es gegenüber den bisherigen Mitteln Vorteile hat.

23.002 23.1 Fragentyp A

Was wird im Arzneimittelgesetz nicht behandelt?

A. Die Begriffsbestimmung des Wortes "Arzneimittel"
B. Die Herstellung von Arzneimitteln
C. Die Abgabe von Arzneimitteln
D. Die Überwachung der Arzneimittelbetriebe
E. Das Werberecht für Arzneimittel

23.003 23.1.1 Fragentyp D

Welche Mittel sind den Arzneimitteln rechtlich gleichgestellt?

1) Knochenersatzteile
2) Kunststoffgelenke
3) Marknägel
4) Condome
5) Pessare

Wählen Sie bitte die zutreffende Aussagenkombination.

A. Nur 5 ist richtig
B. Nur 1, 2 und 3 sind richtig
C. Nur 4 und 5 sind richtig
D. Nur 1, 2, 3 und 5 sind richtig
E. Alle Aussagen sind richtig

23.004   23.1.1   Fragentyp A

Wann ist die Kamille im Sinne des Arzneimittelgesetzes ein Arzneimittel?

A. Wenn sie zum Herstellen eines Tees benutzt wird
B. Wenn man sie als Badezusatz benutzt
C. Wenn sie vom Hersteller oder demjenigen, der sie sonst in den Verkehr bringt, als Arzneimittel deklariert wird
D. Wenn der Hersteller oder Vertreiber die Kamille als besonders naturrein bezeichnet
E. Wenn der Hersteller oder derjenige, der sie sonst in den Verkehr bringt, eine genaue Gehaltsbestimmung vom vorhandenen ätherischen Öl gemacht hat

23.005   23.1.2   Fragentyp C

Eine klinische Prüfung von neuen Arzneistoffen an Patienten kann auch dann vorgenommen werden, wenn keine schriftliche Zustimmung des Patienten vorliegt,

weil

bei der klinischen Prüfung von neuen Arzneistoffen auch eine mündliche Zustimmung des Patienten unter Zeugen vom Gesetzgeber zugelassen ist.

| 23.006 | 23.1.1 | Fragentyp D |

Was sind Fertigarzneimittel im Sinne des Arzneimittelgesetzes? Es sind Arzneimittel,

1) die im voraus hergestellt sind
2) die in eine zur Abgabe an den Verbraucher bestimmten Packung gepackt sind
3) bei denen die wirksamen Bestandteile nach Art (internationale Kurzbezeichnungen) und Menge auf der Packung angegeben sein müssen
4) die nur von der pharmazeutischen Industrie hergestellt werden
5) die nur in der Roten Liste aufgeführt sind

Wählen Sie bitte die zutreffende Aussagenkombination.

A. Alle Aussagen sind richtig
B. Nur 1, 2, 3 und 4 sind richtig
C. Nur 4 ist richtig
D. Nur 5 ist richtig
E. Nur 1, 2 und 3 sind richtig

| 23.007 | 23.1.2 | Fragentyp D |

Für die Durchführung einer klinischen Prüfung von neuen Arzneistoffen an Patienten müssen folgende Voraussetzungen zutreffen:

1) Das auftretende Risiko ist gegenüber der Bedeutung des Arzneistoffes für die Heilkunde ärztlich vertretbar
2) Der leitende Arzt besitzt eine zweijährige praktische Erfahrung auf diesem Gebiet
3) Der Patient wurde vom Arzt über Wesen, Bedeutung und Tragweite der Prüfung aufgeklärt
4) Eine schriftliche (oder mündliche unter Zeugen) Einwilligung des Patienten liegt vor
5) Der leitende Arzt hat eine Haftpflichtversicherung abgeschlossen

Wählen Sie bitte die zutreffende Aussagenkombination.

A. Nur 1, 2 und 3 sind richtig
B. Nur 1, 3 und 4 sind richtig

C. Nur 1, 2, 3 und 4 sind richtig
D. Nur 1, 3, 4 und 5 sind richtig
E. Alle Aussagen sind richtig

23.008   23.1.2   Fragentyp A

Welche Voraussetzungen muß ein Arzt erfüllen, wenn er die klinische Prüfung von neuen Arzneistoffen leitet? Er benötigt

A. das theoretische Grundwissen über klinische Prüfung von neuen Arzneistoffen
B. eine zweijährige praktische Erfahrung auf diesem Gebiet
C. keine besonderen Erfahrungen auf diesem Gebiet
D. eine fünfjährige praktische Erfahrung auf diesem Gebiet
E. neben der Erfahrung noch eine schriftliche Erlaubnis einer staatlichen Stelle

23.009   23.1.2   Fragentyp A

Was bedeutet "screening" im Zusammenhang mit der Entdeckung und Entwicklung neuer Arzneistoffe?

A. Systematische Überprüfung von chemischen Substanzen oder Substanzklassen auf ihre Verwendungsfähigkeit als Arzneistoffe
B. Umwandlung der Molekülstruktur von bekannten Arzneistoffen zu wirksameren Arzneistoffen
C. Herstellung von Kombinationspräparaten aus bekannten Arzneistoffen
D. Neuentwicklung von Arzneistoffen
E. Synthetische Herstellung von Arzneistoffen, die in der Pflanzen- und Tierwelt vorkommen

23.010   23.1.2   Fragentyp D

Welche der folgenden Vorschriften sind bei Arzneimittelprüfungen am Menschen zu beachten?

1) Die Probanden, an denen die klinische Prüfung durchgeführt wird, müssen ihre schriftliche Einwilligung geben. Nur in Ausnahmefällen kann sie mündlich in Anwesenheit eines Zeugen erfolgen
2) Die Probanden müssen über Wesen, Bedeutung und Tragweite der klinischen Prüfung aufgeklärt werden
3) Der die Untersuchung leitende Arzt muß mindestens eine zweijährige Erfahrung in der klinischen Prüfung von Arzneimitteln nachweisen
4) Eine klinische Prüfung an Minderjährigen oder Schwangeren darf nur dann durchgeführt werden, wenn das Arzneimittel zum Erkennen oder Verhüten von Krankheiten bei diesen Personen bestimmt ist
5) Eine klinische Prüfung darf nicht an Personen durchgeführt werden, die auf gerichtliche oder behördliche Anordnung in einer Anstalt verwahrt sind

Wählen Sie bitte die zutreffende Aussagenkombination.

A. Nur 1, 3 und 5 sind richtig
B. Nur 1 und 5 sind richtig
C. Nur 2, 3 und 4 sind richtig
D. Nur 2 und 4 sind richtig
E. Alle Aussagen sind richtig

23.011   23.1   Fragentyp D

Die Anwendung der "double-blind"-Technik bei der klinischen Untersuchung eines neuen Arzneimittels

1) bedeutet, daß die Bestandteile der Medikation die den Patienten in dieser Untersuchungsreihe gegeben wird, sowohl den Patienten als auch dem behandelnden ärztlichen Personal unbekannt sind
2) ergibt zuverlässige Resultate durch Verminderung von Reaktionen, verursacht z.B. durch Suggestion oder Optimismus
3) verhindert eine mögliche Bevorzugung bestimmter Patienten bei der Zuteilung von Arzneimitteln oder Placebo
4) macht es möglich, Placebo-Reaktionen zu identifizieren

Wählen Sie bitte die zutreffende Aussagenkombination.

A. Nur 1, 2 und 3 sind richtig
B. Nur 1 und 3 sind richtig
C. Nur 2 und 4 sind richtig
D. Nur 4 ist richtig
E. Alle Aussagen sind richtig

23.012   23.1.2   Fragentyp D

Welches abgeschlossene Hochschulstudium berechtigt jemanden nach zweijähriger, praktischer Tätigkeit in der Arzneimittelherstellung als Herstellungsleiter von Arzneimitteln zu fungieren?

1) Chemie
2) Medizin
3) Zahnmedizin
4) Tiermedizin
5) Pharmazie
6) Biologie

Wählen Sie bitte die zutreffende Aussagenkombination.

A. Nur 1, 2, 4, 5 und 6 sind richtig
B. Nur 2 und 5 sind richtig
C. Nur 2, 3, 4 und 5 sind richtig
D. Nur 1, 2 und 5 sind richtig
E. Alle Aussagen sind richtig

23.013   23.1.3   Fragentyp A

Bedeutet die Bezeichnung "verschreibungspflichtiges Arzneimittel" und die Bezeichnung "apothekenpflichtiges Arzneimittel" das gleiche?

A. Ja, da vom Arzneimittelgesetz keine Unterschiede gemacht werden
B. Ja, da das Arzneimittelgesetz keine Begriffsbestimmungen der beiden Worte aufweist
C. Nein, da das Arzneimittelgesetz unterschiedliche Begriffsbestimmungen macht
D. Nein, da ein verschreibungspflichtiges Arzneimittel kein apothekenpflichtiges Arzneimittel sein muß
E. Ja, da ein apothekenpflichtiges Arzneimittel auch ein verschreibungspflichtiges Arzneimittel ist

23.014   23.1.3   Fragentyp A

Besteht eine automatische Verschreibungspflicht für neue Arzneistoffe und Zubereitungen? Wenn ja, wie lange dauert sie?

A. 1 Jahr
B. 2 Jahre
C. 3 Jahre
D. 5 Jahre
E. Es besteht keine automatische Verschreibungspflicht

23.015   23.2.1   Fragentyp C

Die unbefugte Herstellung, Verfälschung oder der unbefugte Gebrauch von Rezepten ist strafbar,

weil

das Rezept eine Privaturkunde und damit strafrechtlich geschützt ist.

23.016   23.2.1   Fragentyp D

Wird vom Arzt dem Patienten eine Verschreibung gegeben, die mit der Krankenkasse abgerechnet wird, ist folgendes zu beachten:

1) Es ist ein besonderes Rezeptformular zu verwenden
2) Die Angaben zum Arzneimittel über Bezeichnung, Darreichungsform und Stückzahl müssen handschriftlich sein
3) Die handschriftliche Unterschrift muß vorhanden sein
4) Der Arzt muß approbiert sein

Wählen Sie bitte die zutreffende Aussagenkombination.

A. Nur 1, 2 und 3 sind richtig
B. Nur 1, 3 und 4 sind richtig
C. Nur 2, 3 und 4 sind richtig
D. Nur 3 und 4 sind richtig
E. Alle Aussagen sind richtig

23.017   23.2.2   Fragentyp A

Verschreibt der Arzt auf Kassenrezept ein Arzneimittel ohne Angabe der Stückzahl

A. ist das Rezept ungültig
B. kann der Patient über die abzugebende Stückzahl bestimmen
C. kann der Apotheker die Stückzahl bestimmen
D. muß der Apotheker die kleinste Packung abgeben
E. muß der Apotheker eine therapeutisch sinnvolle Stückzahl abgeben

23,018	23.2.2	Fragentyp A

Verschreibt der Arzt auf Kassenrezept ein Arzneimittel unter seinem internationalen Freinamen,

A. ist das Rezept ungültig

B. kann der Apotheker das teuerste verfügbare Fertigarzneimittel in der verschriebenen Arzneiform abgeben

C. kann der Patient dem Apotheker das ihm genehme Fertigarzneimittel in der verschriebenen Arzneiform verlangen

D. muß der Apotheker das billigste verfügbare Fertigarzneimittel in der verschriebenen Arzneiform abgeben

E. kann der Apotheker ein von ihm gewähltes Fertigarzneimittel abgeben, muß aber vorher die Originalpackung entfernen und selbst den Preis festsetzen

23.019	23.2.2
23.2.3	Fragentyp A

Verschreibt der Arzt auf Kassenrezept ein Arzneimittel ohne Angabe der Arzneiform,

A. ist das Rezept ungültig

B. muß der Apotheker die billigste Arzneiform abgeben

C. kann der Patient die ihn angenehmste Arzneiform verlangen

D. kann der Apotheker die Arzneiform bestimmen

E. muß der Apotheker die billigste orale Arzneiform abgeben

23.020	23.2.3	Fragentyp A

Wieviel Milligramm Adrenalin sind in 100 Milliliter einer 0,5%igen Procain-Lösung vorhanden nach Zusatz von 3 Tropfen Adrenalin 0,1%ig?

A. 1 mg

B. 0,5 mg

C. 0,3 mg

D. 0,15 mg

E. 0,05 mg

23.021   23.2.3   Fragentyp A

Ein 75 kg schwerer Patient soll durch intravenöse Infusion 0,1 Mikrogramm Noradrenalin pro kg und Minute erhalten. Als Infusionslösung steht isotone Glucoselösung zur Verfügung, die pro Liter 10 ml einer handelsüblichen Noradrenalinlösung (1/1000) enthält. Wieviele Tropfen pro Minute müssen infundiert werden (1 ml Glucoselösung = 20 Tropfen)?

A. 10 Tropfen/min
B. 15 Tropfen/min
C. 20 Tropfen/min
D. 25 Tropfen/min
E. Keine Angabe ist richtig

23.022   23.2.4   Fragentyp A

Welche Gründe rechtfertigen die verschiedenen Applikationsformen von Arzneistoffen?

A. Lokale Tradition
B. Gezielte Behandlungsmöglichkeit von Krankheiten
C. Die unterschiedlichen Altersstufen der Patienten
D. Die verschiedenen Lebenssituationen der Patienten
E. Alle angegebenen Gründe sind gerechtfertigt

23.023   23.2.4   Fragentyp A

Was ist das wichtigste Charakteristikum eines Depotpräparates?

A. Verlangsamte Elimination
B. Später Wirkungseintritt
C. Aufrechterhaltung eines therapeutischen Blutspiegels über einen längeren Zeitraum
D. Wird nur parenteral gegeben
E. Wird nur in fester Form verabreicht

23.024　　　　　　23.2.4　　　　　　Fragentyp D

Die Hilfsstoffe, die einer Tablette neben den Wirkstoffen zugesetzt sind, sorgen dafür, daß

1) die Tablette sich pressen läßt
2) die Tablette nach dem Pressen zusammenhält
3) die Tablette in dem vorgesehenen Medium zerfällt
4) die Tablette eine gewisse Mindestgröße erreicht
5) haben keine Bedeutung

Wählen Sie bitte die zutreffende Aussagenkombination.

A. Nur 1 und 2 sind richtig
B. Nur 1, 2 und 3 sind richtig
C. Nur 1, 2, 3 und 4 sind richtig
D. Nur 3 und 4 sind richtig
E. Nur 5 ist richtig

23.025　　　　　　23.3.4　　　　　　Fragentyp A

Welche der folgenden Arzneiformen enthält pulverförmige Bestandteile?

A. Emulsion
B. Salbe
C. Creme
D. Gel
E. Paste

23.026　　　　　　23.2.4　　　　　　Fragentyp C

Fettsalben sind hautfreundlich,

weil

Fettsalben aus natürlichen oder synthetischen Fetten bestehen, die den Hautfetten ähnlich sind.

23.027 23.2.4 Fragentyp A

Was ist der wesentliche Unterschied zwischen einem Dragée und einer Tablette?

A. Die Auflösungsgeschwindigkeiten sind verschieden
B. Ein Dragée besitzt einen Überzug, eine Tablette nicht
C. Ein Dragée wirkt schneller als eine Tablette
D. Ein Dragée ist größer als eine Tablette
E. Eine Tablette ist immer einfarbig, ein Dragée nicht

23.028 23.2.4 Fragentyp D

Drei der unten aufgeführten Applikationsformen führen zu besonders schnellem Wirkungseintritt des Arzneimittels. Welche?

1) Aerosole
2) i.v.-Injektion
3) Infusionen
4) Lingualtabletten
5) Suppositorien

Wählen Sie bitte die zutreffende Aussagenkombination.

A. Nur 1, 2 und 3 sind richtig
B. Nur 2, 3 und 4 sind richtig
C. Nur 2, 3 und 5 sind richtig
D. Nur 2, 4 und 5 sind richtig
E. Nur 1, 2 und 4 sind richtig

23.029   23.2.5   Fragentyp D

Welche Rolle spielt das DAB 8 (Deutsches Arzneibuch, 8. Ausgabe) bei der Herstellung von Arzneimitteln in der Industrie und in der Apotheke?

1) Die DAB 8-Bestimmungen sind für den Apotheker rechtlich verbindlich
2) Die DAB 8-Bestimmungen sind für die Industrie rechtlich verbindlich
3) Die DAB 8-Bestimmungen gelten nur für den Apotheker, nicht für die Industrie
4) Die DAB 8-Bestimmungen sind für die Industrie nur Richtlinien, die nicht rechtlich verbindlich sind

Wählen Sie bitte die zutreffende Aussagenkombination.

A. Nur 1 und 2 sind richtig
B. Nur 1 und 4 sind richtig
C. Nur 3 ist richtig
D. Nur 4 ist richtig
E. Nur 1 und 3 sind richtig

23.030   23.2.5   Fragentyp A

Das Deutsche Arzneibuch (8. Ausgabe) ist

A. eine Liste aller in Apotheken geführten Arzneimittel
B. eine Liste aller als Arzneimittel verwendbaren Chemikalien
C. ein Verzeichnis aller offizinellen Arzneimittel mit Qualitätsstandards und Maximaldosen
D. ein jährlich erscheinendes Verzeichnis neuer Arzneimittel
E. eine Zusammenstellung und genaue Beschreibung aller unter das Betäubungsmittelgesetz fallender Stoffe

23.031	23.2.5	Fragentyp A

Wenn auf einem Privatrezept vom Arzt keine Angaben über die Wiederholbarkeit der Abgabe gemacht sind, darf das Arzneimittel

A. nur einmal abgegeben werden
B. 6mal insgesamt abgegeben werden
C. 6mal innerhalb 6 Monaten abgegeben werden
D. innerhalb 6 Monaten beliebig oft abgegeben werden
E. beliebig oft ohne Zeitbeschränkung abgegeben werden

23.032	23.3.1	Fragentyp A

Welches Analgeticum unterliegt dem Betäubungsmittelgesetz?

A. Phenylbutazon
B. Pethidin
C. Phenacetin
D. Aminophenazon
E. Paracetamol

23.033	23.3.1	Fragentyp A

Welches der folgenden Pharmaka ist nicht dem Gesetz über den Verkehr mit Betäubungsmitteln unterstellt?

A. Hydromorphon
B. Cyclobarbital
C. Methamphetamin
D. Methadon
E. Cocain

23.034   23.3.1   Fragentyp D

Die Verschreibung von Betäubungsmitteln richtet sich nach der Betäubungsmittelverschreibungsverordnung vom 24. 1. 1974. Danach gilt folgendes:

1) Grundsätzlich dürfen alle Betäubungsmittel bis zu einer Höchstgrenze verschrieben werden
2) Betäubungsmittel dürfen nicht als Stoff verschrieben werden
3) Der Arzt darf für einen Patienten an einem Tag nur ein Betäubungsmittel verschreiben
4) Die festgesetzte Höchstmenge darf soweit überschritten werden, wie es nach ärztlichem Ermessen nötig ist
5) Bei Überschreitung der Höchstmenge muß die Verschreibung den eigenhändigen Vermerk: "Menge ärztlich begründet" tragen

Wählen Sie bitte die zutreffende Aussagenkombination.

A. Alle Aussagen sind richtig
B. Nur 1, 2 und 3 sind richtig
C. Nur 1, 3, 4 und 5 sind richtig
D. Nur 2, 3 und 5 sind richtig
E. Nur 2, 3 und 4 sind richtig

23.035   23.3.2   Fragentyp A

Darf der Arzt für seinen Praxisbedarf an einem Tag eine beliebige Menge an Betäubungsmitteln verschreiben?

A. Ja, wenn er einen großen Bedarf an BtM nachweisen kann
B. Ja, wenn er auf die Verschreibung "Eingetragene Verschreibung" schreibt
C. Ja, wenn er eine Kartei führt, die den Verbleib der BtM nachweist
D. Nein, er darf nur ein BtM verschreiben, jedoch die zweifache Höchstmenge
E. Nein, er darf nur die Höchstmenge eines Betäubungsmittels verschreiben

23.036   23.3.2   Fragentyp A

Darf ein Arzt an einem Tag für einen Patienten mehr als die Höchstmenge von Morphin (0,2 g) verschreiben?

A. Ja, wenn er den eigenhändigen Vermerk "Eingetragene Verschreibung" zusetzt

B. Ja, wenn er den eigenhändigen Vermerk "Menge ärztlich begründet" der Verschreibung zusetzt

C. Ja, bis zu 0,3 g Morphin

D. Nein, Höchstmengen dürfen bei Verschreibungen nicht überschritten werden

E. Ja, Morphin als Substanz bis 0,25 g

23.037   23.3.3   Fragentyp A

Muß ein Arzt, der ein BtM für einen Patienten verschreibt, die Verschreibung in seiner BtM-Kartei aufführen?

A. Ja, zur Kontrolle durch das Gesundheitsamt

B. Ja, denn er hat sonst keine Unterlagen über seine Verschreibung

C. Nein, denn als Unterlage bleibt ihm Teil II des Sonderrezeptes für BtM

D. Nein, denn als Unterlage bleibt ihm Teil III des Sonderrezeptes für BtM

E. Ja, zur eigenen Kontrolle

23.038   23.3.3   Fragentyp A

Die Sonderrezepte für BtM haben einen Teil I, Teil II und Teil III. Welcher Teil bleibt beim verschreibenden Arzt?

A. Kein Teil

B. Teil I und Teil II

C. Teil III

D. Teil II

E. Teil II und Teil III

23.039   23.3.3   Fragentyp D

Wo sind Karteikarten über den Nachweis des Verbleibs von BtM zu führen?

1) In Apotheken
2) In ärztlichen und tierärztlichen Hausapotheken
3) In ärztlichen, zahnärztlichen und tierärztlichen Praxen
4) In Krankenhäusern
5) In Zahnkliniken

Wählen Sie bitte die zutreffende Aussagenkombination.

A. Nur 1 ist richtig
B. Nur 1 und 3 sind richtig
C. Nur 1 und 2 sind richtig
D. Nur 1, 4 und 5 sind richtig
E. Alle Aussagen sind richtig

23.040   23.3.4   Fragentyp D

Welche der unten angegebenen Angaben bei einer BtM-Verschreibung müssen vom Verschreibenden eigenhändig mit Tintenstift oder Kugelschreiber gemacht werden?

1) Bestandteile, Gewichtsmenge und Darreichungsform
2) Stückzahl
3) Gebrauchsanweisung mit Einzel- und Tagesgabe
4) Ungekürzte Unterschrift
5) Ausstellungsdaten

Wählen Sie bitte die zutreffende Aussagenkombination.

A. Nur 1 und 4 sind richtig
B. Nur 4 ist richtig
C. Nur 4 und 5 sind richtig
D. Nur 1, 2, 3 und 4 sind richtig
E. Alle Aussagen sind richtig

23.041 23.3.4 Fragentyp E

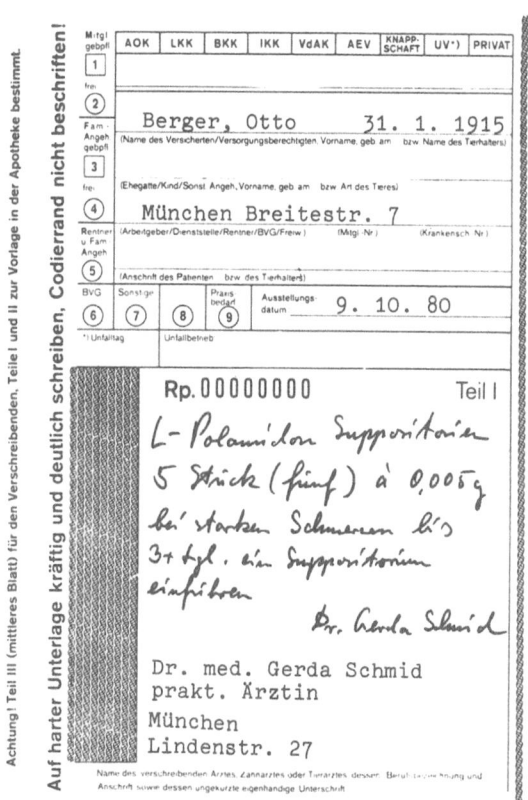

Das Rezept wurde verschrieben zur Behandlung starker postoperativer Schmerzen (EMD = 0,0075 TMD = 0,0225, Höchstabgabemenge = 60 mg)

A. Das Rezept ist formal richtig

B. Das Arzneimittel ist für die angegebene Indikation geeignet; aber in der verordneten Zubereitung oder Applikationsart unwirksam

C. Das Arzneimittel ist für die angegebene Indikation nicht geeignet

D. Bei der angegebenen Applikationsart muß mit unerwünschten Nebenwirkungen gerechnet werden

E. Die Gebrauchsanweisung ist nicht korrekt

23.042   23.3.4   Fragentyp E

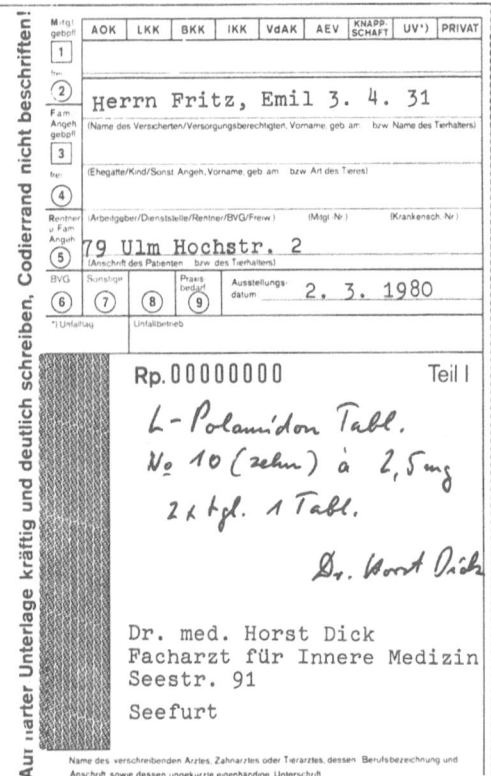

Welche der Angaben auf der vorliegenden BtM-Verschreibung erfüllen die Forderungen der Betäubungsmittel-Verschreibungs-Verodnung (BtM VV) vom 24. Jan. 1974? EMD = 0,0075   TMD = 0,0225   Höchstabgabemenge = 60 mg

1) Angaben zur Person des Patienten
2) Angaben über den Namen des BtM
3) Angaben zur Menge des verschriebenen BtM
4) Angaben zur täglichen Dosis des BtM
5) Angaben über den Arzt, der diese Verschreibung angefertigt hat

Wählen Sie bitte die zutreffende Aussagenkombination.

A. Nur 1, 3 und 5 sind richtig
B. Nur 1 und 5 sind richtig
C. Nur 2, 3 und 4 sind richtig
D. Nur 3 und 4 sind richtig
E. Alle Angaben sind richtig

23.043   23.3.4   Fragentyp E

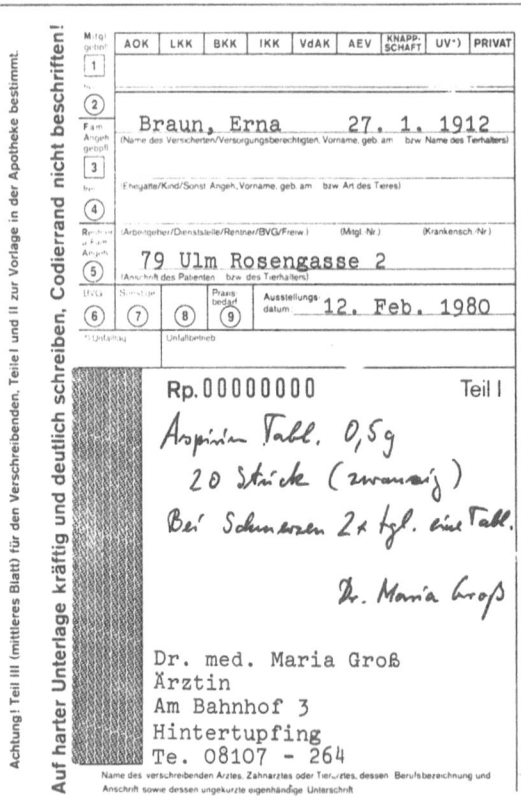

Die vorliegende Verschreibung darf von der Apotheke nicht beliefert werden, da

A. nicht erkennbar ist, ob der Arzt verschreibungsberechtigt ist
B. die Angaben zur Person des Patienten nicht ausreichen
C. der BtM-Rezeptvordruck für dieses Arzneimittel nicht benutzt werden darf
D. die Tagesdosisangabe ungenau ist
E. die Verschreibung mehrere Fehler aufweist

23.044 23.3.4 Fragentyp E

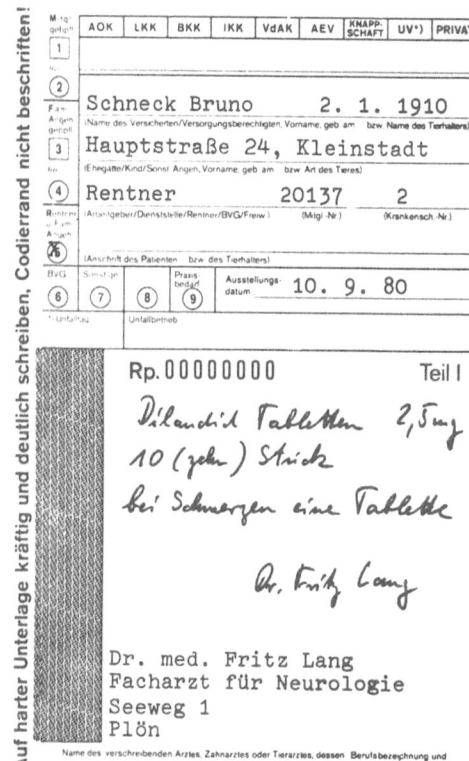

Erfüllt die vorliegende BtM-Verschreibung die Forderungen der Betäubungsmittel-Verschreibungsverodnung (BtM VV) vom 24. Jan. 1974? Höchstabgabenmenge = 30 mg, TMD = 12 mg

A. Ja, die Forderungen werden erfüllt

B. Nein, die Angaben zur Person des Patienten sind nicht vollständig

C. Nein, die Art der Mengenabgabe des BtM ist falsch

D. Nein, die Gebrauchsanweisung ist falsch

E. Nein, alle Angaben weisen Fehler auf

23.045   23.3.4   Fragentyp E

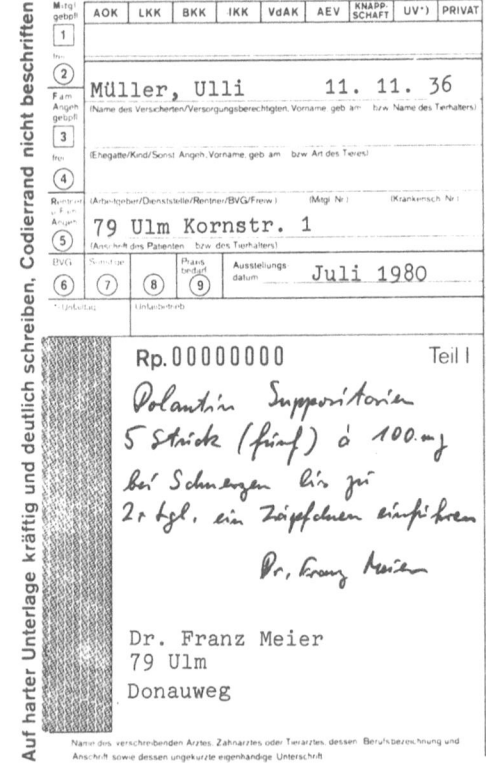

Welche der Angaben auf der vorliegenden BtM-Verschreibung erfüllt nicht die Forderungen der Betäubungsmittel-Verschreibungs-Verordnung (BtM VV) vom 24. Jan 1974?
EMD 0,15 g   TMD 0,5 g   Höchstabgabemenge 1,0 g

1) Angaben zur Person des Patienten
2) Angabe über den Tag der Verschreibung
3) Angaben über die Menge des verschriebenen BtM
4) Angaben zur Person des verschreibenden Arztes
5) Angaben über die Höhe der täglichen Dosis

Wählen Sie bitte die zutreffende Aussagenkombination.

A. Nur 1, 3 und 5 treffen zu
B. Nur 1 und 5 treffen zu
C. Nur 2, 3 und 4 treffen zu
D. Nur 2 und 4 treffen zu
E. Alle Aussagen treffen zu

23.046 23.3.5 Fragentyp E

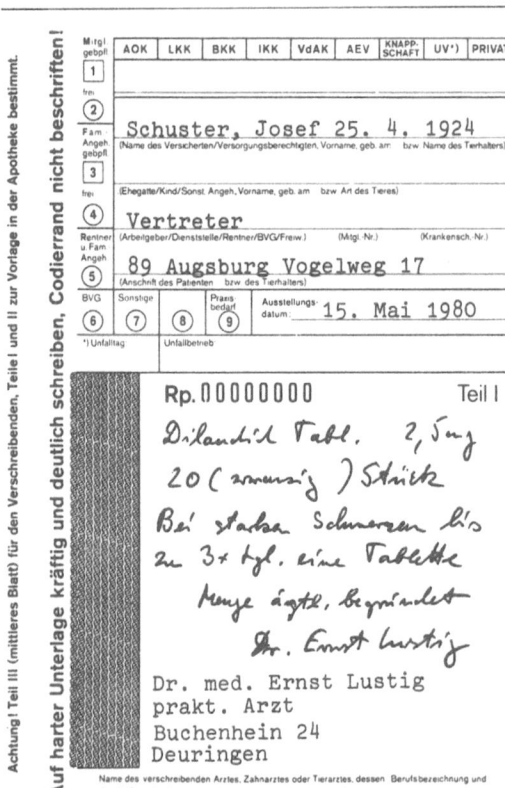

Ein Patient geht, nachdem er bei seinem Arzt das oben
angegebene Rezept verschrieben bekommen hat, auf eine
14tägige Geschäftsreise und will danach das verschriebene
Arzneimittel in einer Apotheke kaufen. Der Apotheker
darf das verschriebene Betäubungsmittel nicht abgeben,

weil

die Betäubungsmittelverschreibungsverodnung die Abgabe
der verschriebenen Menge des Betäubungsmittels nicht
zuläßt.

Höchstabgabemenge: 30 mg

23.047   23.3.4   Fragentyp E

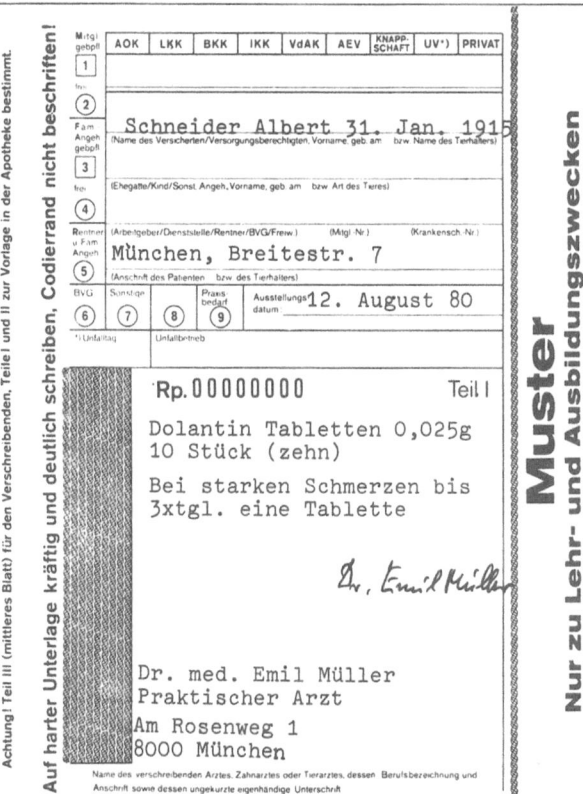

Darf dieses Rezept von der Apotheke beliefert werden?

A. Ja, weil alle Angaben richtig sind
B. Nein, weil die Angabe der Tagesdosis ungenau ist
C. Nein, weil die Angaben über das Arzneimittel und die Gebrauchsanweisung handschriftlich sein müssen
D. Nein, weil die Angaben zur Person des Patienten nicht ausreichen
E. Nein, weil die Indikation nicht angegeben ist

23.048   23.3.4   Fragentyp E

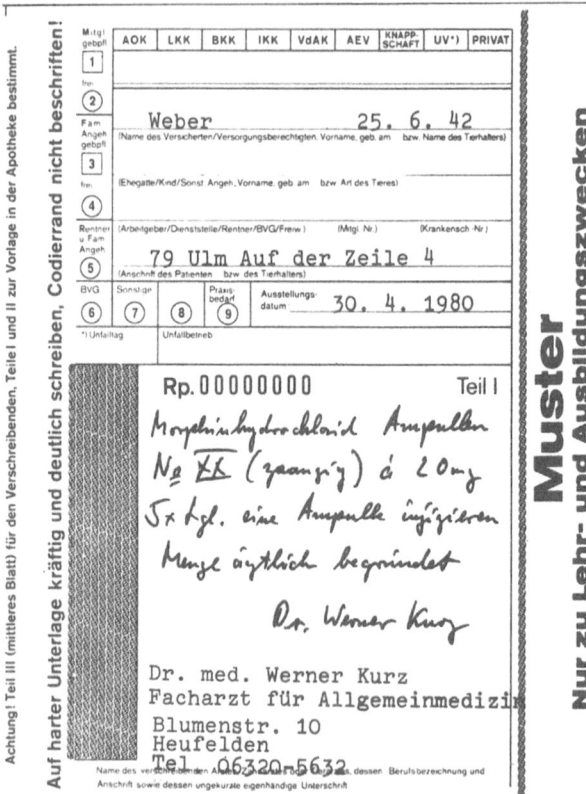

Welche der Angaben auf der vorliegenden BtM-Verschreibung erfüllen die Forderungen der Betäubungsmittel-Verschreibungs-Verordnung (BtM VV) vom 24. Jan. 1974?
TMD = 0,1 g, Höchstabgabemenge = 200 mg

1) Die abzugebende Menge des Betäubungsmittels
2) Die tägliche Dosis
3) Die Angabe über die Stückzahl der Darreichungsformen
4) Angaben über den verschreibenden Arzt
5) Angaben zur Person des Patienten

Wählen Sie bitte die zutreffende Aussagenkombination.

A. Nur 1 und 5 sind richtig
B. Nur 1 und 4 sind richtig
C. Nur 1, 2 und 4 sind richtig
D. Nur 2, 3 und 5 sind richtig
E. Alle Angaben sind richtig

23.049 23.3.4 Fragentyp E

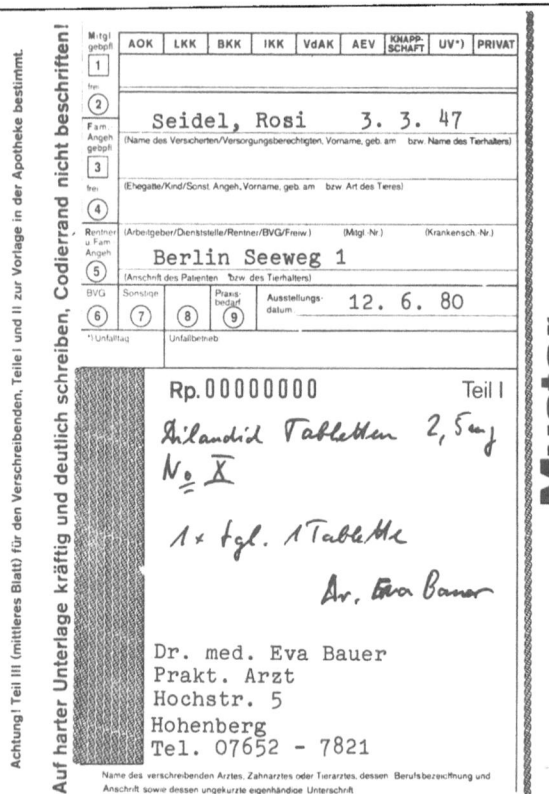

Welche Angabe auf der vorliegenden BtM-Verschreibung erfüllt nicht die Forderung der Betäubungsmittel-Verschreibungs-Verordnung (BtM VV) vom 24. Jan 1974?
TMD = 0,012 g, Höchstabgabemenge = 0,03 g

A. Die Angabe über den verschreibenden Arzt

B. Die Mengenangabe des verschriebenen BtM

C. Die Angabe über die tägliche Dosis

D. Die Unterschrift des verschreibenden Arztes

E. Alle Angaben sind richtig

23.050   23.3.4   Fragentyp E

```
M.tgl
gebpfl | AOK | LKK | BKK | IKK | VdAK | AEV | KNAPP-SCHAFT | UV*) | PRIVAT
   ①
Fam
Angeh   Schmidt, Walter      3. 3. 33
gebpfl  (Name des Versicherten/Versorgungsberechtigten, Vorname, geb. am bzw Name des Tierhalters)
   ③
        (Ehegatte/Kind/Sonst. Angeh., Vorname, geb. am  bzw Art des Teres)
   ④
Rentner (Arbeitgeber/Dienststelle/Rentner/BVG/Freiw.)  (Mitgl.-Nr.)  (Krankensch.-Nr.)
u Fam
Angeh   79 Ulm Rosenweg 1
   ⑤   (Anschrift des Patienten bzw. des Tierhalters)
BVG  Sonstige  Praxis
                bedarf  Ausstellungs-
   ⑥   ⑦   ⑧   ⑨   datum:  1. 6. 80
*) Unfalltag   Unfallbetrieb
```

Rp. 00000000   Teil I

L-Polamidon Tabl. 1 O.P.
2 × tgl. 1 Tabl.

Prof. Dr. Alfred Klein

Prof. Dr. med. Alfred Klein
7000 Stuttgart
Heerweg 60

Name des verschreibenden Arztes, Zahnarztes oder Tierarztes, dessen Berufsbezeichnung und Anschrift sowie dessen ungekürzte eigenhändige Unterschrift

Welche der Angaben auf der vorliegenden BtM-Verschreibung erfüllen **nicht** die Forderungen der Betäubungsmittel-Verschreibungs-Verordnung (BtM VV) vom 24. Jan. 1974?
TMD = 0,0225 g

1) Die Angaben zur Person des Patienten
2) Die Angaben über die Abgabemenge des verschriebenen BtM
3) Die Angabe über die Tagesdosis
4) Die Angaben über den verschreibenden Arzt

Wählen Sie bitte die zutreffende Aussagenkombination.

A. Nur 2 und 3 treffen zu
B. Nur 1 und 3 treffen zu
C. Nur 2 und 4 treffen zu
D. Nur 4 trifft zu
E. Alle Aussagen treffen zu

23.051   23.3.5   Fragentyp A

Gibt es eine gesetzliche Bestimmung, die angibt, nach
wieviel Tagen eine BtM-Verschreibung nicht mehr beliefert
werden darf? Wenn ja, nach wieviel Tagen?

A. Es gibt keine gesetzliche Bestimmung

B. Nach 3 Tagen

C. Nach 5 Tagen (ohne Sonn- und Feiertage)

D. Nach 7 Tagen

E. Nach 14 Tagen

23.052   23.3.6   Fragentyp D

Für den Praxisbedarf an Betäubungsmitteln muß der Arzt
einen Verbleibnachweis in Form von Karteikarten führen.
Was ist dort einzutragen?

1) Eingänge

2) Abgabe

3) Anwendung

4) Verarbeitung

5) Prüfung

6) Vernichtung

Wählen Sie bitte die zutreffende Aussagenkombination.

A. Nur 1 und 2 sind richtig

B. Nur 3 ist richtig

C. Nur 1, 3, 4 und 6 sind richtig

D. Nur 1, 2, 3, 5 und 6 sind richtig

E. Alle Aussagen sind richtig

23.053 23.2.5 Fragentyp A

Im Deutschen Arzneibuch 8. Auflage sind in der Anlage E für verschiedene Arzneistoffe größte Einzelgaben und größte Tagesgaben angegeben. Welche der folgenden Angaben trifft für diese Höchstgaben zu?

A. Die Höchstgaben sind als die üblichen Normaldosen anzusehen

B. Der Apotheker darf bei Überschreiten der Höchstgaben das Medikament nur dann beliefern, wenn vom Arzt hinter die Mengenangaben ein Ausrufzeichen gesetzt wird und die verordnete Menge in Worten wiederholt wird

C. Die Höchstgaben geben die Mengen an, bei deren Überschreitung toxische Wirkungen auftreten

D. Die Höchstgaben geben die Mengen an, bei denen die größte pharmakologische Wirkung zu erwarten ist

E. Im Deutschen Arzneibuch werden keine Höchstgaben tabellarisch aufgeführt

23.054 23.2.5 Fragentyp D

Welche der folgenden Rezepte dürfen vom Apotheker auf jeden Fall nur einmal beliefert werden?

1) Privatrezept
2) Kassenrezept
3) BtM-Rezept

Wählen Sie bitte die zutreffende Aussagenkombination.

A. Nur 1 und 2 sind richtig
B. Nur 2 und 3 sind richtig
C. Nur 3 ist richtig
D. Alle Aussagen sind richtig
E. Keine Aussage ist richtig

23.055   23.3.4   Fragentyp E

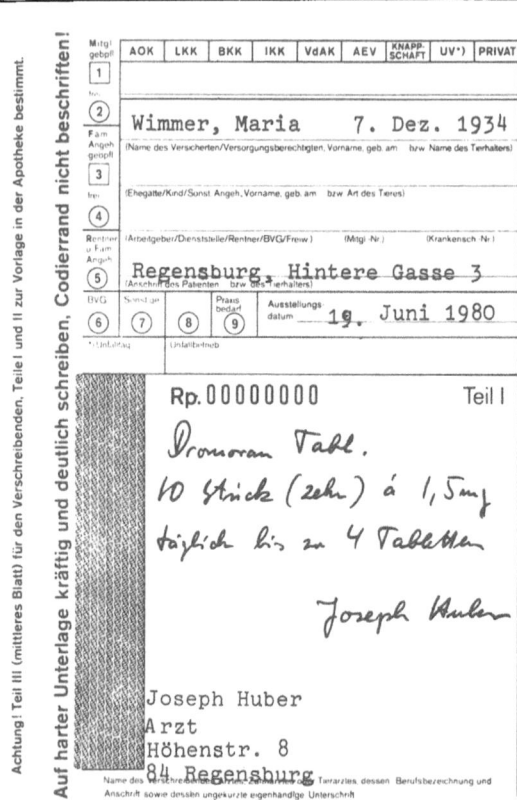

Darf das verschriebene Betäubungsmittel von Apotheken beliefert werden? Höchstabgabemenge = 30 mg

A. Ja, weil alle Forderungen erfüllt sind
B. Nein, weil die Angaben zur Person des Patienten nicht vollständig sind
C. Nein, weil die Angaben über das Arzneimittel nicht vollständig sind
D. Nein, weil die Gebrauchsanweisung nicht vollständig ist
E. Nein, weil die Angaben über den verschreibenden Arzt nicht vollständig sind

24. Arzneitherapie im Kindesalter

24.001 24.004
24.002 24.005
24.003   24.1   Fragentyp B

Ordnen Sie bitte die möglichen durch Arzneimittel verursachten Schäden der Liste 2 den entsprechenden Entwicklungsphasen der Liste 1 zu.

Liste 1

24.001 Erste Hälfte der Embryonalperiode
24.002 Zweite Hälfte der Embryonalperiode
24.003 Foetalperiode
24.004 Perinatalperiode
24.005 Stillperiode

Liste 2

A. Abort
B. Mißbildungen
C. Toxische Wirkungen
D. Organ- und Funktionsstörungen
E. Während dieser Zeit sind keine Arzneimittelschäden zu erwarten

24.006   24.1   Fragentyp C

Kurz vor der Geburt ist Vorsicht beim Verabreichen bestimmter Arzneimittel geboten,

weil

bestimmte Organe des Neugeborenen noch nicht voll entwickelt sind.

24.007 24.2 Fragentyp C

^{99m}Tc-Pertechnetat sollte zur Szintigraphie der Schilddrüse bei Kindern nicht verwendet werden,

weil

die Dosis von ^{99m}Tc-Pertechnetat größer sein muß als bei Radiojod und damit eine größere Strahlenbelastung gegeben ist.

24.008 24.3 Fragentyp D

Werden nach der Geburt am Neugeborenen Schäden (bleibende oder vorübergehende) festgestellt, die durch Arzneimitteleinnahme während der Schwangerschaft verursacht sind, können diese Schäden durch folgende Gegebenheiten bedingt sein:

1) Nicht voll ausgebildete Enzymaktivität
2) Unreife Nephronen
3) Nicht-beatmete Lungen
4) Differentation des Mesenchyms

Wählen Sie bitte die zutreffende Aussagenkombination.

A. Nur 1, 2 und 4 sind richtig
B. Nur 2, 3 und 4 sind richtig
C. Nur 1 und 2 sind richtig
D. Nur 3 und 4 sind richtig
E. Alle Aussagen sind richtig

24.009 24.2 Fragentyp A

Wie kann man aus der Erwachsenendosis am ehesten die Dosis für Kinder berechnen?

A. $\dfrac{\text{Erwachsenendosis} \times \text{Alter (Jahre)}}{15 \text{ (Jahre)}}$

B. $\dfrac{\text{Erwachsenendosis} \times \text{Körpergewicht (kg)}}{70 \text{ (kg)}}$

C. $\dfrac{\text{Erwachsenendosis} \times \text{Körperlänge (cm)}}{170 \text{ (kg)}}$

D. $\dfrac{\text{Erwachsenendosis} \times \text{Körperoberfläche (m}^2)}{1,8 \text{ (m}^2)}$

E. Die Dosis für Kinder darf nicht aus der Erwachsenendosis errechnet werden

24.010   24.1   Fragentyp A

Vitaminkapseln mit 3- bis 10facher täglicher Minimaldosis aller wichtigen Vitamine sind indiziert in der Behandlung von

A. chronischer Verstopfung
B. Kleinkindern bei einseitiger Ernährung
C. alten Patienten mit einseitiger Ernährung
D. idiopathischer Lethargie
E. keinem der obigen

24.011
24.012
24.013   24.2   Fragentyp B

Wählen Sie bitte aus der Liste 2 die für das entsprechende Alter in Liste 1 für die Arzneimitteldosierung wichtige Gegebenheiten.

Liste 1   Liste 2

24.011 Schwangerschaft   A. Körperwasser vermindert,
24.012 Kindesalter   Nierenfunktion eingeschränkt
24.013 Hohes Alter   B. Körperwasser vergrößert,
                            Nierenfunktion erhöht
                         C. Körperwasser vergrößert,
                            Nierenfunktion eingeschränkt
                         D. Körperwasser vermindert,
                            Nierenfunktion erhöht
                         E. Keine Veränderung gegenüber
                            dem Normalzustand beim jungen
                            Erwachsenen

24.014   24.2   Fragentyp C

Paracetamol ist bei Säuglingen dem Phenacetin vorzuziehen,

weil

Paracetamol eine stärkere analgetische und antipyretische Wirkung besitzt als Phenacetin.

25. Besonderheiten der Arzneitherapie im höheren Lebensalter

25.001 25.1 Fragentyp C

Mit zunehmendem Alter ist mit weniger Wechselwirkungen zwischen Arzneimitteln zu rechnen,

weil

die Biotransformation der meisten Arzneimittel mit zunehmendem Alter zunimmt.

25.002 25.1 Fragentyp D

Bei der Arzneimitteltherapie ist mit zunehmendem Alter auf folgendes zu achten:

1) Durch Veränderung der Nierenfunktion kann die Arzneimittelausscheidung verlangsamt sein
2) Durch die Vermehrung des Körperwassers wird das Verteilungsvolumen für das Arzneimittel vergrößert
3) Die Nebenwirkungshäufigkeit der Arzneimittel nimmt zu
4) Durch eine vermehrte Aktivität von Leberenzymen wird der Arzneimittelmetabolismus beschleunigt

Wählen Sie bitte die zutreffende Aussagenkombination.

A. Nur 1 und 2 sind richtig
B. Nur 3 und 4 sind richtig
C. Nur 1 und 3 sind richtig
D. Nur 2 und 4 sind richtig
E. Alle Aussagen sind richtig

25.003	25.1	Fragentyp C

Wird einem älteren Diabetiker, der mit einem Sulfonylharnstoffpräparat behandelt wird, zusätzlich Phenylbutazon gegeben, kann es zu Hypoglykämie kommen,

weil

im Alter die Eiweißplätze im Blut vermindert sind.

26. Diagnostica

26.001   26   Fragentyp A

Welches Jodisotop nimmt die Schilddrüse am schnellsten auf?

A. Radioaktives Jod 123
B. Radioaktives Jod 125
C. Stabiles Jod 127
D. Radioaktives Jod 131
E. Alle Jodisotope werden gleichschnell aufgenommen

26.002   26   Fragentyp A

Mit welchem der folgenden Farbstoffe ist es möglich die Leberfunktion zu überprüfen?

A. Evans-Blau
B. Fluorescin
C. Kongorot
D. Bromsulfophthalein
E. Phenolrot

26.003   26   Fragentyp C

γ-Strahler sind zur Erstellung von Szintigrammen nicht geeignet,

<u>weil</u>

γ-Strahlen von einer dünnen Gewebeschicht bereits vollständig absorbiert werden.

26.004 26 Fragentyp A

Indocyamin Grün wird vor allem zur Bestimmung welcher Körperfunktionen verwendet?

A. Nierenfunktion
B. Kreislaufzeit
C. Herzminutenvolumen
D. Leberfunktion
E. Blutvolumen

26.005 26 Fragentyp A

Nierengängige Kontrastmittel sind, da sie gut verträglich sind, in vielen Fällen anwendbar, außer bei der Darstellung

A. der Niere
B. der Lymphknoten
C. des arteriellen Gefäßsystems
D. des venösen Gefäßsystems
E. der Herzhöhlen

26.006 26 Fragentyp C

Trypaflavin, ein Farbstoff, der zur Bestimmung von Kreislaufzeiten verwendet wird, darf nicht zu kurzfristig hintereinander verwendet werden,

weil

Trypaflavin schnell kumuliert.

26.007 26 Fragentyp C

Schilddrüsentumoren lassen sich gut mit radioaktivem Jod erkennen,

weil

bei Schilddrüsentumoren die Anreicherung von Jod im Tumor immer größer ist als im gesunden Gewebe.

26.008 26 Fragentyp D

Wann sind jodhaltige Röntgenkontrastmittel kontraindiziert?

1) Bei Leber- und Nierenschäden
2) bei Thyreotoxikose
3) Bei dekompensierter Herzinsuffizienz
4) Bei schwerer Allgemeinerkrankung
5) Bei Überempfindlichkeit gegenüber Jod

Wählen Sie bitte die zutreffende Aussagenkombination.

A. Nur 1, 2 und 3 sind richtig
B. Nur 1 und 5 sind richtig
C. Nur 2 und 5 sind richtig
D. Nur 5 ist richtig
E. Alle Aussagen sind richtig

Antwortenschlüssel

1. Pharmakotherapie der arteriellen Hypertonie

1.001 C	1.011 E	1.021 C
1.002 D	1.012 D	1.022 E
1.003 D	1.013 C	1.023 E
1.004 E	1.014 A	1.024 D
1.005 D	1.015 D	1.025 B
1.006 E	1.016 B	1.026 A
1.007 A	1.017 E	1.027 A
1.008 C	1.018 A	1.028 D
1.009 B	1.019 D	
1.010 C	1.020 B	

2. Pharmakotherapie und Kreislaufinsuffizienz

2.001 B	2.005 D	2.009 B
2.002 A	2.006 D	2.010 A
2.003 C	2.007 A	
2.004 E	2.008 A	

3. Medikamentöse Therapie der Herzinsuffizienz

3.001 C	3.017 A	3.033 B
3.002 A	3.018 B	3.034 D
3.003 E	3.019 C	3.035 B
3.004 C	3.020 E	3.036 B
3.005 D	3.021 B	3.037 C
3.006 B	3.022 E	3.038 D
3.007 D	3.023 E	3.039 C
3.008 E	3.024 C	3.040 A
3.009 E	3.025 D	3.041 C
3.010 B	3.026 C	3.042 A
3.011 E	3.027 B	3.043 D
3.012 D	3.028 C	3.044 D
3.013 C	3.029 E	3.045 B
3.014 C	3.030 A	3.046 D
3.015 D	3.031 C	
3.016 E	3.032 C	

4. Arzneitherapie von Herzrhythmusstörungen

4.001 B	4.007 E	4.013 E
4.002 B	4.008 C	4.014 D
4.003 D	4.009 E	4.015 B
4.004 C	4.010 C	4.016 C
4.005 A	4.011 A	
4.006 A	4.012 E	

5. Arzneitherapie von Coronarerkrankungen

5.001 D	5.004 C	5.007 D
5.002 D	5.005 C	5.008 A
5.003 B	5.006 A	

6. Pharmakotherapie arterieller und venöser Durchblutunsstörungen

6.001 B	6.006 C	6.011 A
6.002 A	6.007 E	6.012 C
6.003 A	6.008 D	6.013 E
6.004 B	6.009 C	6.014 D
6.005 A	6.010 B	6.015 A

7. Pharmakotherapie von Erkrankungen der Atmungsorgane

7.001 D	7.013 B	7.025 D
7.002 A	7.014 A	7.026 A
7.003 A	7.015 A	7.027 A
7.004 A	7.016 E	7.028 B
7.005 C	7.017 D	7.029 E
7.006 D	7.018 C	7.030 E
7.007 B	7.019 E	7.031 E
7.008 A	7.020 E	7.032 A
7.009 E	7.021 D	7.033 D
7.010 E	7.022 B	7.034 B
7.011 B	7.023 A	7.035 D
7.012 A	7.024 B	

8. Therapie von Anämien

8.001 B	8.006 A	8.011 E
8.002 E	8.007 E	8.012 E
8.003 D	8.008 E	8.013 D
8.004 C	8.009 B	8.014 D
8.005 D	8.010 C	8.015 B

9. Antiallergische Therapie

9.001 A	9.003 C	9.005 D
9.002 A	9.004 E	

10. Pharmakotherapie rheumatischer Erkrankungen und der Gicht

10.001 B	10.013 A	10.025 D
10.002 C	10.014 A	10.026 A
10.003 A	10.015 A	10.027 E
10.004 A	10.016 C	10.028 D
10.005 B	10.017 C	10.029 B
10.006 E	10.018 B	10.030 B
10.007 C	10.019 A	10.031 B
10.008 D	10.020 A	10.032 C
10.009 A	10.021 A	10.033 E
10.010 C	10.022 B	10.034 D
10.011 C	10.023 D	10.035 C
10.012 C	10.024 C	10.036 D
		10.037 C

11. Diabetes mellitus

11.001 D	11.008 C	11.015 A
11.002 E	11.009 D	11.016 E
11.003 C	11.010 D	11.017 A
11.004 C	11.011 A	11.018 C
11.005 E	11.012 E	11.019 C
11.006 B	11.013 A	11.020 C
11.007 C	11.014 C	

12. Pharmakotherapie von Erkrankungen der Schilddrüse

12.001 A	12.005 C	12.009 C
12.002 C	12.006 D	12.010 E
12.003 A	12.007 E	12.011 A
12.004 A	12.008 B	

13. Störungen im Bereich des Gastrointestinaltraktes

13.001 C	13.014 A	13.027 B
13.002 A	13.015 E	13.028 E
13.003 D	13.016 D	13.029 E
13.004 C	13.017 A	13.030 C
13.005 D	13.018 A	12.031 B
13.006 A	13.019 E	13.032 D
13.007 C	13.020 A	13.033 C
13.008 A	13.021 E	13.034 D
13.009 D	13.022 A	13.035 D
13.010 C	13.023 D	13.036 D
13.011 A	13.024 D	13.037 D
13.012 E	13.025 C	13.038 C
12.013 D	13.026 C	13.039 E

14. Störungen des Wasser- und Elektrolythaushaltes

14.001 C	14.009 A	14.017 C
14.002 E	14.010 B	14.018 B
14.003 C	14.011 B	14.019 C
14.004 C	14.012 D	14.020 A
14.005 A	14.013 E	14.021 B
14.006 D	14.014 A	14.022 E
14.007 E	14.015 C	14.023 E
14.008 B	14.016 C	

15. Antiinfektiöse Therapie

15.001 C	15.010 D	15.019 D
15.002 B	15.011 A	15.020 E
15.003 D	15.012 E	15.021 E
15.004 E	15.013 C	15.022 C
15.005 A	15.014 B	15.023 A
15.006 E	15.015 A	15.024 C
15.007 B	15.016 B	15.025 B
15.008 A	15.017 A	15.026 D
15.009 A	15.018 C	15.027 A

15.028 C	15.047 E	15.066 C
15.029 C	15.048 E	15.067 A
15.030 C	15.049 E	15.068 B
15.031 C	15.050 D	15.069 C
15.032 B	15.051 B	15.070 A
15.033 D	15.052 A	15.071 B
15.034 E	15.053 C	15.072 C
15.035 A	15.054 E	15.073 B
15.036 A	15.055 A	15.074 A
15.037 A	15.056 A	15.075 D
15.038 E	15.057 A	15.076 B
15.039 E	15.058 B	15.077 D
15.040 B	15.059 B	15.078 B
15.041 E	15.060 A	15.079 E
15.042 A	15.061 C	15.080 C
15.043 B	15.062 E	15.081 A
15.044 D	15.063 D	15.082 D
15.045 B	15.064 A	15.083 B
15.046 A	15.065 C	15.084 A

16. Tumortherapie

16.001 E	16.007 B	16.013 D
16.002 B	16.008 A	16.014 C
16.003 D	16.009 E	16.015 C
16.004 A	16.010 A	16.016 B
16.005 B	16.011 A	
16.006 C	16.012 B	

17. Pharmakotherapie von Schmerzen

17.001 A	17.008 E	17.015 B
17.002 C	17.009 D	17.016 A
17.003 E	17.010 E	17.017 B
17.004 B	17.011 A	17.018 A
17.005 B	12.012 C	17.019 C
17.006 C	17.013 D	17.020 E
17.007 E	17.014 D	

18. Therapie von Schlafstörungen

18.001 A	18.004 E	18.007 E
18.002 E	18.005 A	18.008 C
18.003 C	18.006 E	18.009 C

18.010 E	18.013 E	18.016 A
18.011 C	18.014 B	18.017 C
18.012 C	18.015 D	18.018 E

19. Psychopharmaka

19.001 B	19.013 B	19.025 E
19.002 A	19.014 A	19.026 A
19.003 A	19.015 E	19.027 E
19.004 A	19.016 E	19.028 C
19.005 A	19.017 D	19.029 D
19.006 C	19.018 E	19.030 A
19.007 C	19.019 A	19.031 B
19.008 E	19.020 D	19.032 C
19.009 B	19.021 E	19.033 B
19.010 E	19.022 D	19.034 E
19.011 A	19.023 C	19.035 C
19.012 E	19.024 B	19.036 C

20. Medikamentöse Therapie der Parkinson-Erkrankung

20.001 B	20.003 A	20.005 C
20.002 B	20.004 A	20.006 D
		20.007 E

21. Therapie hirnorganischer Anfallsleiden

21.001 E	21.008 D	21.015 C
21.002 B	21.009 C	21.016 A
21.003 A	21.010 B	21.017 B
21.004 D	21.011 A	21.018 A
21.005 E	21.012 E	21.019 A
21.006 D	21.013 D	
21.007 E	21.014 D	

22. Therapie der Vergiftungen

22.001 A	22.007 C	22.013 B
22.002 C	22.008 B	22.014 B
22.003 A	22.009 A	22.015 B
22.004 C	22.010 E	22.016 D
22.005 C	22.011 C	22.017 B
22.006 B	22.012 C	22.018 E

22.019 A	22.045 C	22.071 D
22.020 C	22.046 D	22.072 B
22.021 D	22.047 D	22.073 E
22.022 C	22.048 E	22.074 B
22.023 E	22.049 C	22.075 A
22.024 A	22.050 A	22.076 C
22.025 C	22.051 C	22.077 A
22.026 E	22.052 A	22.078 E
22.027 A	22.053 D	22.079 B
22.028 C	22.054 E	22.080 C
22.029 A	22.055 B	22.081 B
22.030 E	22.056 C	22.082 A
22.031 D	22.057 B	22.083 B
22.032 D	22.058 A	22.084 C
22.033 B	22.059 D	22.085 D
22.034 E	22.060 B	22.086 E
22.035 E	22.061 A	22.087 C
22.036 A	22.062 C	22.088 A
22.037 B	22.063 D	22.089 B
22.038 C	22.064 B	22.090 E
22.039 D	22.065 E	22.091 A
22.040 C	22.066 E	22.092 C
22.041 B	22.067 E	22.093 D
22.042 A	22.068 E	22.094 B
22.043 D	22.069 E	
22.044 E	22.070 A	

23. Arzneiverordnungen

23.001 E	23.019 B	23.037 D
23.002 E	23.020 D	23.038 C
23.003 D	23.021 B	23.039 E
23.004 C	23.022 E	23.040 D
23.005 A	23.023 C	23.041 A
23.006 E	23.024 C	23.042 E
23.007 E	23.025 E	23.043 C
23.008 B	23.026 A	23.044 D
23.009 A	23.027 B	23.045 D
23.010 E	23.028 A	23.046 C
23.011 E	23.029 A	23.047 C
23.012 A	23.030 C	23.048 B
23.013 C	23.031 C	23.049 C
23.014 D	23.032 B	23.050 C
23.015 A	23.033 B	23.051 D
23.016 B	23.034 D	23.052 E
23.017 D	23.035 E	23.053 B
23.018 D	23.036 B	23.054 B
		23.055 D

24. Arzneitherapie im Kindesalter

24.001 A	24.006 A	24.011 B
24.002 B	24.007 E	24.012 C
24.003 D	24.008 A	24.013 A
24.004 C	24.009 D	24.014 C
24.005 C	24.010 E	

25. Besonderheiten der Arzneitherapie im höheren Lebensalter

25.001 E   25.002 C   25.003 A

26. Diagnostica

26.001 E	26.004 C	26.007 C
26.002 D	26.005 B	26.008 E
26.003 E	26.006 A	

Anhang
Fragen des Instituts
für Medizinische und Pharmazeutische
Prüfungsfragen (IMPP) in Mainz

1. *Pharmakotherapie der arteriellen Hypertonie*

1.01 1.1.1 Fragentyp A

Welche blutdrucksenkend wirksame Substanz steigert die Herzfrequenz und eignet sich deshalb besonders als Komponente der medikamentösen Hochdrucktherapie bei Patienten mit einer Ausgangsbradykardie?

(A) Clonidin (Catapresan^R)
(B) Reserpin (Sedaraupin^R)
(C) Dihydralazin (Nepresol^R)
(D) Guanethidin (Ismelin^R)
(E) Propranolol (Dociton^R)

1.02 1.1.1 Fragentyp D

Welche Antihypertensiva können eingesetzt werden, ohne daß eine Sedation des Patienten befürchtet werden muß?

(1) Clonidin (Catapresan^R)
(2) Dihydralazin (Nepresol^R)
(3) alpha-Methyldopa (Presinol^R)
(4) Guanethidin (Ismelin^R)

(A) nur 4 ist richtig
(B) nur 1 und 3 sind richtig
(C) nur 2 und 4 sind richtig
(D) nur 1, 2 und 3 sind richtig
(E) 1 - 4 = alle sind richtig

1.03   1.2.2   Fragentyp D

Bei längerer Behandlung einer Hypertonie mit Hydrochlorothiazid (z.B. in Adelphan-Esidrix^R) können welche unerwünschten Wirkungen auftreten?

(1) Anstieg der Harnsäure im Blut
(2) Hypokaliämie mit alkalotischer Stoffwechsellage
(3) erhöhte Empfindlichkeit gegen Herzglykoside
(4) verminderte Glucosetoleranz

(A) nur 4 ist richtig
(B) nur 1 und 3 sind richtig
(C) nur 2 und 4 sind richtig
(D) nur 1, 2 und 3 sind richtig
(E) 1 - 4 = alle sind richtig

1.04   1.2.3   Fragentyp D

Unter einer längerdauernden Behandlung mit welchem(n) der in der Hochdrucktherapie eingesetzten Medikamente muß mit Wasser- und Salzretention gerechnet werden, wenn nicht gleichzeitig Diuretika gegeben werden?

(1) Reserpin (Sedaraupin^R)
(2) alpha-Methyldopa (Presinol^R)
(3) Guanethidin (Ismelin^R)
(4) Clonidin (Catapresan^R)

(A) nur 4 ist richtig
(B) nur 1 und 3 sind richtig
(C) nur 2 und 4 sind richtig
(D) nur 1, 2 und 3 sind richtig
(E) 1 - 4 = alle sind richtig

1.05 1.2.2 Fragentyp A

In der Behandlung eines Patienten mit Hypertonie und Niereninsuffizienz kann welches der folgenden Pharmaka eine Hyperkaliämie verursachen?

(A) Spironolacton (Aldactone^R)

(B) Furosemid (Lasix^R)

(C) Chlortalidon (Hygroton^R)

(D) Hydrochlorothiazid (Esidrix^R)

(E) Etacrynsäure (Hydromedin^R)

1.06 1.1.2 Fragentyp C

Die Therapie einer essentiellen arteriellen Hypertonie ist keine Langzeittherapie,

weil

vor allem im Anfangsstadium die essentielle Hypertonie nur periodisch in Erscheinung tritt und nach medikamentöser Unterbrechung einer hypertonen Phase als geheilt gelten kann.

1.07 1.2.2 Fragentyp D

Welche der folgenden in der Hochdruckbehandlung eingesetzten Arzneimittel können durch trizyklische Antidepressiva in ihrer blutdrucksenkenden Wirkung beeinträchtigt werden?

(1) Diuretika (Chlortalidon = Hygroton^R)

(2) Propranolol (Dociton^R)

(3) α-Methyldopa (Presinol^R)

(4) Guanethidin (Ismelin^R)

(A) nur 4 ist richtig

(B) nur 1 und 2 sind richtig

(C) nur 3 und 4 sind richtig

(D) nur 2, 3 und 4 sind richtig

(E) 1 - 4 = alle sind richtig

1.08   1.1.1   Fragentyp D

Bei welchem der genannten Zustände würden Sie auf die Verwendung von Reserpin als Antihypertonikum verzichten?

(1) Gicht
(2) Ulcus ventriculi
(3) Hyperlipidämie
(4) Depression

(A) nur 4 ist richtig
(B) nur 1 und 3 sind richtig
(C) nur 2 und 4 sind richtig
(D) nur 1, 2 und 3 sind richtig
(E) 1 - 4 = alle sind richtig

1.09   1.1.1   Fragentyp D

Bei welcher der folgenden Erkrankungen werden die Symptome in bedrohlicher Weise verstärkt, wenn eine Behandlung mit Propranolol (Dociton^R) eingeleitet wird?

(1) spastische Bronchitis
(2) inkompletter AV-Block im Herzen
(3) Herzinsuffizienz
(4) Hyperthyreose

(A) nur 3 ist richtig
(B) nur 1 und 3 sind richtig
(C) nur 2 und 4 sind richtig
(D) nur 1, 2 und 3 sind richtig
(E) 1 - 4 = alle sind richtig

2. Pharmakotherapie der Kreislaufinsuffizienz

2.01　　　　　　　　2.1.1　　　　　　　　Fragentyp C

Beim protrahierten Schock mit erhaltener Nierentätigkeit ist eine Infusion mit niedermolekularem Dextran (Rheomacrodex^R) angezeigt,

<u>weil</u>

niedermolekulares Dextran (Rheomacrodex^R) die Blutbahn schneller wieder verläßt als höhermolekulares Dextran (Macrodex^R).

2.02　　　　　　　　2.3　　　　　　　　Fragentyp C

Im schweren Schock dient Heparin der Unterbrechung des intravaskulären Gerinnungsvorganges,

<u>weil</u>

Heparin die Serotoninfreisetzung aus den Plättchenaggregaten hemmt.

3. Medikamentöse Therapie der Herzinsuffizienz

3.01 3.2.3 Fragentyp A

Welche Aussage trifft zu?

Bei einem wegen Belastungsdyspnoe seit langem digitalisierten Patienten kommt es im Verlauf einer "Darmgrippe" mit profusen Durchfällen schließlich zu Herzrhythmusstörungen (ventrikuläre Extrasystolen).

Als Ursache dafür kommt/kommen am ehesten in Betracht:

(A) Hypokaliämie infolge enteraler Kaliumverluste
(B) unzureichende Glykosid-Resorption
(C) Enterotoxine
(D) bakterieller Superinfekt des Darmes
(E) Veränderungen des Säurebasenhaushaltes

3.02 3.2.2 Fragentyp A

Welche Aussage trifft nicht zu?

Zeichen der Überdigitalisierung können sein:

(A) Farbensehen
(B) Übelkeit
(C) Hypertonie
(D) gehäufte Extrasystolen
(E) Durchfälle

3.03	3.2.3	Fragentyp C

Wenn Herzglykoside bei Überdosierung zur Störung der atrioventrikulären Erregungsüberleitung führen, dürfen zur Abschwächung der Glykosidwirkung keine Kalium-Ionen gegeben werden,

weil

Kalium-Ionen wie die Herzglykoside die atrioventrikuläre Erregungsüberleitung hemmen.

3.04	3.2.2	Fragentyp D

Atropin kann beim digitalisierten Patienten

(1) die digitalisbedingte Sinusbradykardie abschwächen
(2) die positiv inotrope Wirkung von Digitalisglykosiden im Arbeitsmyokard aufheben
(3) der durch Digitalisglykoside ausgelösten Verzögerung der AV-Überleitung entgegenwirken
(4) durch Digitalisglykoside ausgelöste ventrikuläre Extrasystolen unterdrücken

(A) nur 4 ist richtig
(B) nur 1 und 3 sind richtig
(C) nur 2 und 4 sind richtig
(D) nur 1, 2 und 3 sind richtig
(E) 1 - 4 = alle sind richtig

3.05   3.2.1   Fragentyp D

Bei welchen Herzglykosiden ist bei Niereninsuffizienz mit einer wesentlich verlängerten Wirkdauer zu rechnen?

(1) Digoxin (Lanicor^R)
(2) Strophanthin (Kombetin^R)
(3) β-Acetyldigoxin (Novodigal^R)
(4) Digitoxin (Digimerck^R)

(A) nur 4 ist richtig
(B) nur 1 und 3 sind richtig
(C) nur 2 und 4 sind richtig
(D) nur 1, 2 und 3 sind richtig
(E) 1 - 4 = alle sind richtig

3.06   3.2.2   Fragentyp D

Bei welcher der folgenden toxischen Wirkungen von Digitalisglykosiden kann eine Infusion von Kaliumchloridlösung die Vergiftungssymptome verstärken (K^+ im Serum 5 mmol/l)?

(1) Übelkeit und Erbrechen
(2) ventrikuläre Extrasystolen
(3) ventrikuläre Tachyarrhythmie
(4) Hemmung der AV-Überleitung

(A) nur 4 ist richtig
(B) nur 1 und 3 sind richtig
(C) nur 2 und 4 sind richtig
(D) nur 1, 2 und 3 sind richtig
(E) 1 - 4 = alle sind richtig

3.07	3.2.2	Fragentyp A

Welches der folgenden Pharmaka ist zur Behandlung ventrikulärer Extrasystolen, die nach hohen Dosen herzwirksamer Glykoside auftreten, besonders geeignet?

(A) Orciprenalin (Alupent[R])

(B) Chinidin (Chinidin-Duriles[R])

(C) Ajmalin (Gilurytmal[R])

(D) Procainamid (Novocamid[R])

(E) Phenytoin (Phenhydan[R])

4. Arzneitherapie von Herzrhythmusstörungen

4.01
4.02 4.1.2 Fragentyp B

Ordnen Sie bitte den genannten Herzrhythmusstörungen (Liste 1) die am besten geeignete medikamentöse Therapie (Liste 2) zu:

Liste 1

4.01 AV-Überleitungsstörungen

4.02 Sinustachykardie bei Hyperthyreose ohne Herzinsuffizienz

Liste 2

(A) β-Sympathomimetika (z.B. Orciprenalin = Alupent^R)

(B) Chinidin

(C) β-Rezeptorenblocker (z.B. Pindolol = Visken^R)

(D) Procainamid (Novocamid^R)

(E) Ajmalin (Gilurytmal^R)

4.03 4.1.2 Fragentyp D

Welche Arzneimittel kommen für die Therapie eines AV-Blocks 2. Grades in Frage?

(1) Atropin

(2) Chinidin

(3) Orciprenalin

(4) Noradrenalin

(A) nur 4 ist richtig

(B) nur 1 und 3 sind richtig

(C) nur 2 und 4 sind richtig

(D) nur 1, 2 und 3 sind richtig

(E) 1 - 4 = alle sind richtig

4.04　　　　　　　　4.1.1　　　　　　　　　Fragentyp D

Zur Behandlung supraventrikulärer Tachyarrhythmien bei Vorhofflattern sind geeignet:

(1) Digoxin (Lanicor^R)
(2) Lidocain (Xylocain^R)
(3) Propranolol (Dociton^R)
(4) Phenytoin (Phenhydan^R)

(A) nur 4 ist richtig
(B) nur 1 und 3 sind richtig
(C) nur 2 und 4 sind richtig
(D) nur 1, 2 und 3 sind richtig
(E) 1 - 4 = alle sind richtig

5. *Arzneitherapie von Koronarerkrankungen*

5.01   5.2.1   Fragentyp A

Welche Maßnahme ist bei der Therapie des Myokardinfarkts kontraindiziert?

(A) Schmerzbekämpfung mit Morphin
(B) Prophylaxe eines Lungenödems mit Mannit
(C) Sedierung mit Diazepam oder einem Barbiturat
(D) Behandlung von Arrhythmien z.B. mit Lidocain
(E) Behandlung einer arteriellen Hypotension mit Dopamin

6. *Pharmakotherapie arterieller und venöser Durchblutungsstörungen*

6.01 6.3.1 Fragentyp C

Beim Absinken des Quickwertes auf unter 20% bei einem mit Phenprocoumon behandelten Patienten ist die sofortige Injektion von Vitamin K indiziert,

weil

Vitamin K in der Leber als Cofaktor der Prothrombinsynthese fungiert.

6.02 6.3.1 Fragentyp D

Welche Aussage(n) zur medikamentösen Thromboseprophylaxe trifft (treffen) zu?

(1) Die Anwendung von Dextran ist wegen der Gefahr der Kreislaufbelastung postoperativ kontraindiziert.
(2) Zur Beherrschung Heparin-bedingter Blutung muß Prothrombinkonzentrat verabreicht werden.
(3) Cumarinderivate dürfen nur parenteral verabreicht werden.
(4) In der postoperativen Phase hat sich eine hochdosierte Heparinisierung mit 30 - 40 000 E./die als beste Prophylaxe erwiesen.
(5) Cumarin-bedingte Blutungen im Operationsgebiet werden durch Protaminsulfat gestillt.

(A) Keine der Aussagen trifft zu.
(B) nur 1 ist richtig
(C) nur 3 und 5 sind richtig
(D) nur 2, 4 und 5 sind richtig
(E) nur 1, 2, 3 und 4 sind richtig

6.03	6.3.3	Fragentyp D

Welche zusätzlich gegebenen Arzneimittel können bei ein einem Patienten, der mit Cumarinderivaten eingestellt ist, eine Wirkungsabschwächung auslösen?

(1) Phenylbutazon (Butazolidin^R)
(2) Phenobarbital (Luminal^R)
(3) Acetylsalicylsäure (Aspirin^R)
(4) Vitamin K

(A) nur 4 ist richtig
(B) nur 1 und 3 sind richtig
(C) nur 2 und 4 sind richtig
(D) nur 1, 2 und 3 sind richtig
(E) 1 - 4 = alle sind richtig

6.04	6.3.1	Fragentyp C

Eine medikamentöse Thromboseprophylaxe mit Antikoagulantien ist postoperativ grundsätzlich kontraindiziert,

weil

Antikoagulantiengaben postoperativ ein nicht zu verantwortendes Blutungsrisiko darstellen.

6.05		
6.06	6.3.1	Fragentyp B

Ordnen Sie bitte den aufgeführten Behandlungsmethoden (Liste 1) die entsprechenden Ursachen für exzessive Blutungen (Liste 2) zu

Liste 1   Liste 2

6.05 Vitamin-K-Verab-   (A) Heparinüberdosierung
     reichung
                             (B) Thrombozytopathie
6.06 Verabreichung von
     Protaminsulfat   (C) allergische Transfusions-
                                 reaktionen

                             (D) Markumarbehandlung

                             (E) Hämophilie A

7. Pharmakotherapie von Erkrankungen der Atmungsorgane

7.01   7.4.1   Fragentyp A

Welche Aussage trifft zu?

Von den Eigenschaften des Medikamenten-Aerosols bei der Inhalation ist entscheidend für den Ort der Medikamenten-Deposition:

(A) Aerosol-Konzentration
(B) Aerosol-Teilchengröße
(C) Temperatur des Aerosols
(D) Aerosol-Strömungsgeschwindigkeit
(E) Dampfdruck des Aerosols

7.02   7.4.1   Fragentyp D

Bei welchen der folgenden Aerosolen enthaltenen Substanzen ist eine schnelle, in wenigen Minuten einsetzende bronchospasmolytische Wirkung zu erwarten?

(1) Beclomethasondipropionat (Sanasthmyl^R)
(2) Orciprenalin (Alupent^R)
(3) Dinatrium cromoglicicum (Intal^R)
(4) Salbutamol (Sultanol^R)

(A) nur 4 ist richtig
(B) nur 1 und 3 sind richtig
(C) nur 2 und 4 sind richtig
(D) nur 1, 2 und 3 sind richtig
(E) 1 - 4 = alle sind richtig

7.03 7.4.1 Fragentyp D

Welche unerwünschten Wirkungen können bei der Anwendung von β-Sympathomimetika als Bronchospasmolytica auftreten?

(1) Unruhe
(2) Tachykardie
(3) feinschlägiger Tremor
(4) Anstieg des peripheren Gefäßwiderstandes und besonders des diastolischen Blutdrucks

(A) nur 2 ist richtig
(B) nur 1 und 4 sind richtig
(C) nur 2 und 4 sind richtig
(D) nur 1, 2 und 3 sind richtig
(E) 1 - 4 = alle sind richtig

8. Therapie von Anämien

8.01 8.1 Fragentyp A

Wie normalisieren Sie die Blutgerinnung bei einer Hämophilie A?

(A) Vitamin-K-Applikation
(B) Lokale Applikation eines Hämostyptikums (z.B. Tachostyptan^R)
(C) Thrombozytenkonzentrat
(D) Humanalbumin
(E) Keine der Aussagen trifft zu.

9. *Antiallergische Therapie*

9.01   9.2.1   Fragentyp A

Welches ist die erste Maßnahme beim Auftreten eines anaphylaktischen Schocks?

(A) Volumensubstitution
(B) Inhalation von Salbutamol
(C) Injektion von Adrenalin
(D) Injektion von Glucocorticoiden
(E) Injektion eines Antihistaminikums

9.02   9.2.1   Fragentyp A

Welches Sympathomimetikum ist zur Notfall-Therapie eines anaphylaktischen Schocks am besten geeignet?

(A) Noradrenalin (Arterenol^R)
(B) Adrenalin (Suprarenin^R)
(C) Isoprenalin (Aludrin^R)
(D) Fenoterol (Berotec^R)
(E) Ephedrin

9.03   9.2.1   Fragentyp D

Welches der folgenden Pharmaka würden Sie zur Behandlung des anaphylaktischen Schocks einsetzen?

(1) Adrenalin
(2) Furosemid
(3) Glucocorticoide
(4) Salbutamol

(A) nur 1 ist richtig
(B) nur 1 und 3 sind richtig
(C) nur 2 und 4 sind richtig
(D) nur 1, 2 und 3 sind richtig
(E) 1 - 4 = alle sind richtig

10. Pharmakotherapie rheumatischer Erkrankungen und der Gicht

10.01   10.4.1   Fragentyp A

Welche Aussage trifft zu?

Ein akuter Gichtanfall sollte behandelt werden mit

(A) Benzbromaron
(B) Colchicin
(C) Allopurinol
(D) Sulfinpyrazon
(E) keiner der genannten Substanzen

10.02   10.4.1   Fragentyp A

Welche Aussage trifft zu?

Colchicin ist eine Substanz, die

(A) als Basistherapeutikum für die chronische Polyarthritis geeignet ist
(B) zur Therapie des Lupus erythematodes zu empfehlen ist
(C) zur Behandlung der Hyperurikämie als der Arthritis urica zugrundeliegenden Stoffwechselstörung geeignet ist
(D) zur Knorpelstabilisierung bei der Arthrose empfohlen wird
(E) zur Anfallsbehandlung der Arthritis urica geeignet ist

10.03 10.2.1 Fragentyp D

Das Risiko einer Dauerbehandlung chronisch rheumatischer Erkrankungen mit Phenylbutazon (Butazolidin^R) unterscheidet sich von demjenigen der längerfristigen Gabe von Indometacin (Amuno^R) u.a., weil

(1) Indometacin seltener zu Agranulozytosen führt
(2) Indometacin eine geringere Natrium- und Wasserretention auslöst
(3) Indometacin schneller aus dem Blut eliminiert wird
(4) Indometacin die Magenschleimhaut weniger reizt

(A) nur 4 ist richtig
(B) nur 1 und 3 sind richtig
(C) nur 2 und 4 sind richtig
(D) nur 1, 2 und 3 sind richtig
(E) 1 - 4 = alle sind richtig

10.04 10.2.2 Fragentyp D

Lokale Corticoidanwendung ist kontraindiziert bei

(1) Iritis
(2) Neuritis nervi optici
(3) Keratitis disciformis
(4) Verletzungen der Hornhaut-Oberfläche
(5) Primärglaukom

(A) nur 5 ist richtig
(B) nur 1 und 3 sind richtig
(C) nur 4 und 5 sind richtig
(D) nur 2, 3 und 4 sind richtig
(E) nur 3, 4 und 5 sind richtig

10.05	10.4.2	Fragentyp A

Welche Aussage trifft nicht zu?

Probenecid

(A) darf bei Niereninsuffizienz nicht eingesetzt werden
(B) hemmt die tubuläre Sekretion saurer Arzneimittel
(C) muß bei Therapie mit Benzothiadiazinen in höherer Dosierung gegeben werden
(D) ist zur Unterbrechung des akuten Gichtanfalls geeignet
(E) sollte in Verbindung mit reichlicher Flüssigkeitszufuhr verordnet werden

10.06	10.1	Fragentyp A

Welche Arzneimittelkombination ist bei der Therapie des rheumatischen Fiebers mit Herzbeteiligung indiziert?

(A) Penicillin G + Tetrazycline
(B) Penicillin G + Phenylbutazon
(C) Phenylbutazon + Salicylate
(D) Penicillin G + Corticosteroide
(E) Ampicillin + Corticosteroide

10.07   10.2.1   Fragentyp D

Welche Argumente lassen sich dafür anführen, daß ein Patient eher mit Indometacin als mit Phenylbutazon zu behandeln ist, wenn beide Präparate bei ihm die gleiche antiphlogistische Wirksamkeit zeigen?

(1) Indometacin hat eine kürzere Verweildauer im Organismus, so daß die Kumulationsgefahr geringer ist

(2) Indometacin löst seltener Agranulozytosen aus als Phenylbutazon

(3) Indometacin löst seltener Ödeme und Flüssigkeitsretention aus als Phenylbutazon

(4) Indometacin ist gut magenverträglich, so daß Magen-Darm-Störungen nur gelegentlich darauf zurückgeführt werden.

(A) nur 2 ist richtig

(B) nur 1 und 3 sind richtig

(C) nur 2 und 4 sind richtig

(D) nur 1, 2 und 3 sind richtig

(E) 1 - 4 = alle sind richtig

10.08   10.2.1   Fragentyp D

Welche unerwünschten Wirkungen können bei der Anwendung von Acetylsalicylsäure (Aspirin^R) bei der Therapie rheumatischer Erkrankungen auftreten?

(1) Bronchospasmus

(2) Schwindel und Ohrensausen

(3) Abnahme Vitamin K-abhängiger Gerinnungsfaktoren

(4) Blutungen im Magen-Darm-Kanal

(A) nur 4 ist richtig

(B) nur 1 und 3 sind richtig

(C) nur 2 und 4 sind richtig

(D) nur 1, 2 und 3 sind richtig

(E) 1 - 4 = alle sind richtig

11. Diabetes mellitus

11.01   11.3.2   Fragentyp D

Das Hypoglykämie-Risiko beim mit oralen Antidiabetika behandelten Patienten wird gesteigert durch

(1) Sulfonamide
(2) Benzothiadiazine
(3) Phenylbutazon
(4) Corticosteroide

(A) nur 4 ist richtig
(B) nur 1 und 3 sind richtig
(C) nur 2 und 4 sind richtig
(D) nur 1, 2 und 3 sind richtig
(E) 1 - 4 = alle sind richtig

11.02   11.1   Fragentyp D

Welche der folgenden Substanzen können die Glukosetoleranz verschlechtern?

(1) Dexamethason
(2) Hydrochlorothiazid (Esidrix^R)
(3) Diazoxid (Hypertonalum^R)
(4) Propranolol (Dociton^R)

(A) nur 4 ist richtig
(B) nur 1 und 3 sind richtig
(C) nur 2 und 4 sind richtig
(D) nur 1, 2 und 3 sind richtig
(E) 1 - 4 = alle sind richtig

11.03   11.3.2   Fragentyp D

Bei welchen der folgenden Komplikationen eines Diabetes mellitus bzw. bei welchen Diabetespatienten würden Sie orale Antidiabetica nicht verordnen?

(1) bei Coma diabeticum
(2) bei einem Kind
(3) bei Vorliegen einer Niereninsuffizienz
(4) bei Vorliegen einer Leberinsuffizienz

(A) nur 1 ist richtig
(B) nur 1 und 3 sind richtig
(C) nur 2 und 4 sind richtig
(D) nur 1, 2 und 3 sind richtig
(E) 1 - 4 = alle sind richtig

11.04   11.3.4   Fragentyp D

Als Folge der Einnahme von Metformin können auftreten:

(1) Nausea und Erbrechen
(2) Laktatazidose
(3) Gewichtsverlust
(4) respiratorische Azidose

(A) nur 2 ist richtig
(B) nur 1 und 3 sind richtig
(C) nur 2 und 4 sind richtig
(D) nur 1, 2 und 3 sind richtig
(E) 1 - 4 = alle sind richtig

12. Pharmakotherapie der Schilddrüse

12.01 **12** Fragentyp D

Jodid kann therapeutisch eingesetzt werden, um

(1) einen endogenen Jodmangel zu beheben
(2) in der thyreotoxischen Krise die Hormonabgabe aus der Schilddrüse zu unterdrücken
(3) einen Patienten für die Teilresektion der Schilddrüse vorzubereiten
(4) die hemmende Wirkung von Perchlorat (Irenat^R) in der Schilddrüse zu verstärken.

(A) nur 3 ist richtig
(B) nur 1 und 3 sind richtig
(C) nur 2 und 4 sind richtig
(D) nur 1, 2 und 3 sind richtig
(E) 1 - 4 = alle sind richtig

12.02 **12.3** Fragentyp C

Eine primäre (thyreogene) Hypothyreose läßt sich von einer sekundären Hypothyreose durch die TSH-Bestimmung im Serum unterscheiden,

weil

das TSH z.B. bei thyreopriver Hypothyreose erniedrigt ist.

13. *Störungen im Bereich des Gastrointestinaltraktes*

13.01   13.6   Fragentyp D

Welche Probleme können bei Laxantienabusus entstehen?

(1) Toleranzentwicklung
(2) Leberschaden durch Oxyphenisatin
(3) enterale Elektrolytverluste
(4) Fremdkörpergranulome bei Paraffinöl

(A) nur 4 ist richtig
(B) nur 1 und 3 sind richtig
(C) nur 2 und 4 sind richtig
(D) nur 1, 2 und 3 sind richtig
(E) 1 - 4 = alle sind richtig

13.02   13.3.3   Fragentyp D

Mit welchen der folgenden unerwünschten Wirkungen ist bei der Behandlung eines Magenulkus mit Carbenoxolon (Biogastrone^R) zu rechnen?

(1) Blutdruckanstieg
(2) Hypokaliämie
(3) Auftreten von Ödemen
(4) metabolische Azidose

(A) nur 4 ist richtig
(B) nur 1 und 3 sind richtig
(C) nur 2 und 4 sind richtig
(D) nur 1, 2 und 3 sind richtig
(E) 1 - 4 = alle sind richtig

13.03	12.2.2	Fragentyp D

Bei einer über mehrere Wochen andauernden Therapie mit Thyreostatika können auftreten:

(1) Verschlechterung der Glucosetoleranz und diabetische Stoffwechselentgleisung
(2) Atrophie und narbige Konstriktion des Drüsenkörpers
(3) Blutdruckanstieg
(4) Leukopenie und Agranulozytose

(A) nur 4 ist richtig
(B) nur 1 und 3 sind richtig
(C) nur 2 und 4 sind richtig
(D) nur 1, 2 und 3 sind richtig
(E) 1 - 4 = alle sind richtig

13.04	13.3	Fragentyp A

Welche Aussage trifft nicht zu?

Zur Behandlung der subjektiven Beschwerden bei Ulcus pepticum eignen sich

(A) Antazida
(B) Belladonna-Präparate
(C) Succus liquiritiae
(D) Salicylate
(E) Sedativa

13.05	13.3.3	Fragentyp D

Welche unerwünschten Wirkungen sind bei einer länger dauernden Behandlung eines Patienten mit Magenulkus mit Carbenoxolon (Biogastrone^R) zu erwarten?

(1) Kaliumverluste
(2) Blutdruckanstieg
(3) Einlagerung von Ödemen
(4) Bronchospasmus

(A) nur 1 ist richtig
(B) nur 1 und 3 sind richtig
(C) nur 2 und 4 sind richtig
(D) nur 1, 2 und 3 sind richtig
(E) 1 - 4 = alle sind richtig

13.06	13.1.1	Fragentyp C

Zur Behandlung einer Gallenkolik ist - in Kombination mit Atropin - Pethidin dem Morphium vorzuziehen,

weil

Pethidin eine geringere spasmogene Wirkung auf den Sphincter oddi hat als Morphin.

13.07	13	Fragentyp D

Welche der folgenden Pharmaka kommen zur Behandlung einer Colitis ulcerosa in Betracht?

(1) Salazosulfapyridin (Azulfidine^R)
(2) Aluminiumsalze
(3) Glucocorticoide
(4) Laxantien

(A) nur 1 ist richtig
(B) nur 1 und 3 sind richtig
(C) nur 2 und 4 sind richtig
(D) nur 1, 2 und 3 sind richtig
(E) 1 - 4 = alle sind richtig

14. *Störungen des Wasser- und Elektrolythaushaltes*

14.01   14.4.5   Fragentyp C

Schwemmt man kardiale Ödeme durch Gabe von stark wirksamen Saluretika (Furosemid, Etacrynsäure) aus, so kann eine zu hohe Dosierung des Diuretikums zur Hypovolämie bei noch vorhandenen Ödemen führen,

weil

bei Vorhandensein kardialer Ödeme unter Einwirkung hoher Dosen stark wirksamer Saluretika die Geschwindigkeit der renalen Flüssigkeitsausscheidung erheblich größer sein kann als die Geschwindigkeit der Rückwanderung der Ödemflüssigkeit in den intravaskulären Raum.

14.02   14.4.4   Fragentyp D

Die beiden Diuretika der Benzothiadiazin-Gruppe Chlortalidon (Hygroton^R) und Hydrochlorothiazid (Esidrix^R) unterscheiden sich in

(1) der Dauer ihrer Wirkung bei oraler Gabe

(2) dem Zeitpunkt des Eintritts ihrer vollen Wirkung

(3) der für die volle Wirkung erforderlichen Einzeldosis

(4) der maximal erreichbaren Natriurese

(A) nur 4 ist richtig

(B) nur 1 und 4 sind richtig

(C) nur 2 und 3 sind richtig

(D) nur 1, 2 und 3 sind richtig

(E) 1 - 4 = alle sind richtig

14.03	14.1.2	Fragentyp D

Welche Therapieformen können eine Hypokaliämie auslösen?

(1) Einstellung einer diabetischen Ketoazidose mit Insulin

(2) Ulkusbehandlung mit Carbenoxolon (Biogastrone^R)

(3) Hypertoniebehandlung mit Diuretika vom Typ der Benzothiadiazine bzw. deren Analoga (z.B. Chlortalidon = Hygroton^R)

(4) Behandlung eines Aszites bei Leberzirrhose mit Spironolacton (Aldactone^R)

(A) nur 3 ist richtig

(B) nur 2 und 3 sind richtig

(C) nur 2 und 4 sind richtig

(D) nur 1, 2 und 3 sind richtig

(E) 1 - 4 = alle sind richtig

14.04	14.4.4	Fragentyp D

Welche Feststellungen kennzeichnen die diuretische Wirkung des Furosemid (Lasix^R)?

(1) Die diuretische Wirkung von Furosemid tritt schneller ein als die der Benzothiadiazin-Derivate

(2) Furosemid führt zu einem Verlust von Kalium-Ionen mit dem Urin

(3) Furosemid hat eine stärkere diuretische Wirkung als die Benzothiadiazine

(4) Furosemid eignet sich besonders zur Dauertherapie der Hypertonie

(A) nur 4 ist richtig

(B) nur 1 und 3 sind richtig

(C) nur 2 und 4 sind richtig

(D) nur 1, 2 und 3 sind richtig

(E) 1 - 4 = alle sind richtig

14.05	2.1.1	
14.06	14.4.2	Fragentyp B

Ordnen Sie bitte den verschiedenen Infusionslösungen (Liste 1) die zugehörigen Indikationen der Liste 2 zu.

Liste 1   Liste 2

14.05 Dextran (Macrodex^R)   (A) hochgradige Anämie bei
14.06 Sorbit 20%   Normovolämie

                                        (B) Hirnödem

                                        (C) Kalorienmangel

                                        (D) Volumenmangel

                                        (E) Eiweißmangel (z.B. bei
                                               Peritonitis, Verbrennung)

14.07	14	Fragentyp A

Welche Steinart kann durch orale Medikation am besten aufgelöst werden?

(A) Harnsäuresteine
(B) Oxalatsteine
(C) Phosphatsteine
(D) Karbonatsteine
(E) Cystinsteine

14.08　　　　　　　　　14　　　　　　　　　Fragentyp D

Bei welchen der genannten Substanzen muß bei einer Kochsalzrestriktion mit einer verlängerten Elimination gerechnet werden, während mit reichlicher Kochsalzzufuhr eine Verbesserung der renalen Ausscheidung erreicht werden kann?

(1) Lithium-Salze
(2) Digitalis-Glykoside (z.B. Digoxin)
(3) Bromid (z.B. in "Schlafsäften" z.B. Eusedon^R, Nervophyll^R)
(4) Benzodiazepine (z.B. Diazepam (Valium^R))

(A) nur 3 ist richtig
(B) nur 1 und 3 sind richtig
(C) nur 2 und 4 sind richtig
(D) nur 1, 2 und 3 sind richtig
(E) 1 - 4 = alle sind richtig

15. Antiinfektiöse Therapie

15.01 15.1.2 Fragentyp A

Bei welcher der folgenden Infektionskrankheiten ist eine Chemotherapie unwirksam?

(A) Gelbfieber
(B) Psittakose
(C) Lymphopathia venerum (Lymphogranuloma inguinale)
(D) Trachom
(E) Brucellose

15.02 15.1 Fragentyp A

Alkohole gehören zu den wichtigsten Desinfektionsmitteln. Welcher Wirkungsmechanismus ist ihnen zuzuordnen?

(A) Neutralisierung der positiven Ladung der Zelloberfläche
(B) Zellwandschädigung
(C) DNA-Schädigung
(D) Proteindenaturierung
(E) Blockierung der SH-Gruppen

15.03 15.8 Fragentyp A

Welches Antibioticum bzw. Chemotherapeuticum hat sich in der Kombination mit Carbenicillin bei der Behandlung von Pseudomonas-aeruginosa-Infektionen bewährt?

(A) Chloramphenicol
(B) Tetracycline
(C) Sulfonamide
(D) Gentamycin
(E) Cephalosporine

| 15.04 | 15.10.1 | Fragentyp D |

Welche Antibiotika sind zur lokalen Anwendung bei einer Infektion mit grampositiven Keimen an Haut und Schleimhäuten geeignet?

(1) Tetracycline
(2) Cephalosporine
(3) Penicillin G
(4) Bacitracin

(A) nur 4 ist richtig
(B) nur 1 und 3 sind richtig
(C) nur 2 und 4 sind richtig
(D) nur 1, 2 und 3 sind richtig
(E) 1 - 4 = alle sind richtig

| 15.05 | 15.2
15.13 | Fragentyp D |

In welchen Fällen erscheint eine kombinierte Anwendung von Chemotherapeutica bzw. Antibiotika sinnvoll?

(1) INH-Rifampicin-Ethambutol in der Behandlung einer neuentdeckten Lungentuberkulose
(2) Penicilline und Tetracycline in der Therapie einer chronisch rezidivierenden Bronchitis
(3) Sulfamethoxazol und Trimethoprim in der Therapie der Harnwegsinfektion
(4) Chloramphenicol und Ampicillin in der Behandlung von Thyphus

(A) nur 1 ist richtig
(B) nur 1 und 3 sind richtig
(C) nur 3 und 4 sind richtig
(D) nur 1, 2 und 3 sind richtig
(E) 1 - 4 = alle sind richtig

15.06	15.1.4	Fragentyp D

Welche Antibiotika bzw. Chemotherapeutika sollen außer bei vitaler Indikation während der Schwangerschaft <u>nicht</u> verabreicht werden?

(1) Tetracycline (z.B. Doxycyclin = Vibramycin^R)

(2) Gentamycin (Refobacin^R)

(3) Cotrimoxazol (Bactrim^R)

(4) Penicillin G

(A) nur 4 ist richtig

(B) nur 1 und 3 sind richtig

(C) nur 2 und 4 sind richtig

(D) nur 1, 2 und 3 sind richtig

(E) 1 - 4 = alle sind richtig

15.07	15.1.2	Fragentyp C

96%ige Äthyl-Alkoholpräparationen sind zur chirurgischen Händedesinfektion besonders geeignet,

<u>weil</u>

mit 96%igem Äthyl-Alkohol auch Sporen wie z.B. Gasbrandsporen abgetötet werden können.

15.08	15.12.1	Fragentyp C

Die Candidamykose des Nagelfalzes muß mit Griseofulvin behandelt werden,

<u>weil</u>

es sich bei der Candidamykose um eine Fadenpilzerkrankung handelt.

15.09 15.13.2 Fragentyp C

Die Zuverlässigkeit der hormonalen Kontrazeption ist bei Tuberkulosepatientinnen, die mit Rifampicin behandelt werden, herabgesetzt,

weil

Rifampicin zu einer Enzyminduktion in der Leber führt.

15.10 15.3.3 Fragentyp C

Eine Kombination von Oxacillin und Ampicillin ist zu einer oralen Rezidivprophylaxe des rheumatischen Fiebers besser geeignet als Penicillin V,

weil

eine Kombination von Oxacillin und Ampicillin auch gegen penicillinasebildende Keime und einige gramnegative Bakterien gut antibakteriell wirksam ist.

15.11 15.1 Fragentyp A

Welche Aussage trifft zu?

Alkohole werden in der Chirurgie bevorzugt verwendet zur:

(A) Wäschedesinfektion
(B) Händedesinfektion
(C) Flächendesinfektion bei Hautpilzerkrankungen
(D) Sterilisation von Injektionskanülen
(E) Sterilisation von Instrumenten

15.12	15.5.2	
15.13	21.3.4	Fragentyp B

Ordnen Sie bitte den in Liste 1 aufgeführten Medikamenten die in Liste 2 angegebenen pathologischen Veränderungen zu.

Liste 1   Liste 2

15.12 Hydantoine   (A) Parodontose
15.13 Tetrazykline (B) Gingivitis hypertrophicans
                    (C) Gelbfärbung der Zähne
                    (D) Mottled teeth
                    (E) Karies

15.14	15.1	Fragentyp D

Das Tetanusantitoxin

(1) wirkt auf Tetanusbazillen
(2) bindet freies Toxin in der Blutbahn
(3) zerstört das an Ganglienzellen gebundene Toxin
(4) fördert die körpereigene Abwehr

(A) nur 1 ist richtig
(B) nur 2 ist richtig
(C) nur 2 und 3 sind richtig
(D) nur 1 und 4 sind richtig
(E) 1 - 4 = alle sind richtig

15.15 15.8.1
15.12.2   Fragentyp D

Welche Antibiotika werden bei enteraler Applikation nicht in chemotherapeutisch wirksamen Mengen resorbiert, so daß die chemotherapeutische Wirkung auf den Magen-Darm-Kanal beschränkt bleibt?

(1) Neomycin (Bykomycin^R)
(2) Erythromycin (Erycin^R)
(3) Nystatin (Moronal^R)
(4) Griseofulvin (Likuden^R)

(A) nur 3 ist richtig
(B) nur 1 und 3 sind richtig
(C) nur 2 und 4 sind richtig
(D) nur 1, 2 und 3 sind richtig
(E) 1 - 4 = alle sind richtig

16. Tumortherapie

16.01   16.1   Fragentyp A

Welche Aussage trifft zu?

Eine günstige Beeinflussung des Tumorwachstums bzw. seiner Metastasen durch hohe Gestagendosen ist am wahrscheinlichsten beim

(A) Leiomyosarkom
(B) Karzinom des Collum uteri
(C) Vulvakarzinom
(D) Endometriumkarzinom
(E) Chorionepitheliom

17. Pharmakotherapie von Schmerzen

17.01 17.3.2 Fragentyp A

Gegen welche der folgenden Wirkungen von Morphin entwickelt sich kaum eine Toleranz, so daß sie bei Gewöhnung an Morphin in den Vordergrund tritt, wenn die Dosis gesteigert werden muß?

(A) atmungshemmende Wirkung

(B) euphorisierende Wirkung

(C) analgetische Wirkung

(D) spasmogene Wirkung auf die glatte Muskulatur des Magen-Darm-Traktes

(E) antitussive Wirkung

17.02 17.3.2 Fragentyp D

Beim Einsatz von Pentazocin (Fortral^R) zur Bekämpfung starker Schmerzen muß berücksichtigt werden, daß

(1) Übelkeit und Erbrechen auftreten können

(2) die Atmung durch analgetisch wirksame Dosen nachweisbar gehemmt wird

(3) die Patienten anfangs sediert und benommen sind

(4) es bei langdauernder Anwendung zur Abhängigkeit kommen kann

(A) nur 4 ist richtig

(B) nur 1 und 3 sind richtig

(C) nur 2 und 4 sind richtig

(D) nur 1, 2 und 3 sind richtig

(E) 1 - 4 = alle sind richtig

| 17.03 | 17.1.3 | Fragentyp D |

Bei welcher der folgenden Substanzen muß mit einer Reaktivierung von Magengeschwüren gerechnet werden?

(1) Dexamethason
(2) Phenylbutazon
(3) Acetylsalicylsäure
(4) Reserpin

(A) nur 4 ist richtig
(B) nur 1 und 3 sind richtig
(C) nur 2 und 4 sind richtig
(D) nur 1, 2 und 3 sind richtig
(E) 1 - 4 = alle sind richtig

| 17.04 | 17.3.2 | Fragentyp D |

Folgende Symptome treten als Entzugserscheinungen bei Opiatabhängigkeit nach einem Tag auf:

(1) Durchfall
(2) Erbrechen
(3) Schlaflosigkeit
(4) multiple Schmerzen

(A) nur 3 ist richtig
(B) nur 1 und 2 sind richtig
(C) nur 3 und 4 sind richtig
(D) nur 1, 2 und 3 sind richtig
(E) 1 - 4 = alle sind richtig

17.05	17.3.2	Fragentyp A

Welche unerwünschte Wirkung des Morphins zeigt die geringste Toleranzentwicklung, so daß sie bei Dauertherapie (z.B. bei Patienten mit schweren Tumorschmerzen) bei der erforderlichen Dosissteigerung zum Ausgleich der Toleranz immer stärker in den Vordergrund tritt?

(A) Erbrechen

(B) Atemdepression

(C) spastische Obstipation

(D) Dysphorie

(E) Bradykardie

17.06	17.3.2	Fragentyp D

Welche der aufgeführten Wirkungen kann (können) mit therapeutischen Dosen von Pentazocin (Fortral^R) auftreten?

(1) Erbrechen

(2) Anstieg des Blutdrucks und der Herzfrequenz

(3) Atemdepression

(4) Toleranzentwicklung

(A) nur 4 ist richtig

(B) nur 1 und 3 sind richtig

(C) nur 2 und 4 sind richtig

(D) nur 1, 2 und 3 sind richtig

(E) 1 - 4 = alle sind richtig

17.07	17.3	Fragentyp D

Bei einem opiatabhängigen Patienten wird eine Entziehungskur gemacht. Nach 24 bis 48 Stunden finden sich folgende Symptome:

(1) Knochenschmerzen
(2) Muskelschmerzen
(3) Schlaflosigkeit
(4) Rastlosigkeit
(5) Miosis

(A) nur 3 und 4 sind richtig
(B) nur 1, 2 und 5 sind richtig
(C) nur 3, 4 und 5 sind richtig
(D) nur 1, 2, 3 und 4 sind richtig
(E) 1 - 5 = alle sind richtig

18. *Therapie von Schlafstörungen*

18.01 18.2.3 Fragentyp A

Welches der folgenden Schlafmittel hat eine relativ kurze Wirkungsdauer, kann Parästhesien auslösen und führt in toxischen Dosen typischerweise zu Erregungszuständen und Krämpfen?

(A) Chloralhydrat (Chloraldurat^R)

(B) Methyprylon (Noludar^R)

(C) Nitrazepam (Mogadan^R)

(D) Hexobarbital (Evipan^R)

(E) Methaqualon (Revonal^R)

18.02 18.3.1 Fragentyp D

Durch welches der folgenden Medikamente kann eine psychische und/oder physische Abhängigkeit ausgelöst werden?

(1) Carbromal (Adalin^R)

(2) Pentobarbital (Neodorm^R)

(3) Cyclobarbital (Phanodorm^R)

(4) Diazepam (Valium^R)

(A) nur 4 ist richtig

(B) nur 1 und 3 sind richtig

(C) nur 2 und 4 sind richtig

(D) nur 1, 2 und 3 sind richtig

(E) 1 - 4 = alle sind richtig

18.03 18.4 Fragentyp D

Welche Arzneimittel können in einer therapeutischen Dosierung zu Schlafstörungen führen?

(1) Ephedrin (in Hustensäften)
(2) trizyklische Antidepressiva (z.B. Desipramin)
(3) Theophyllin (z.B. als Aminophyllin)
(4) L-DOPA

(A) nur 4 ist richtig
(B) nur 1 und 3 sind richtig
(C) nur 2 und 4 sind richtig
(D) nur 1, 2 und 3 sind richtig
(E) 1 - 4 = alle sind richtig

19. Psychopharmaka

19.01   19.3   Fragentyp A

Welche der folgenden Aussagen trifft nicht zu?
Chlorpromazin (Megaphen^R)

(A) kann einen Parkinsonismus hervorrufen
(B) führt häufig zu Blutdrucksenkung
(C) hat antikonvulsive Eigenschaften
(D) kann die Temperaturregulation beeinträchtigen
(E) verstärkt die Alkoholwirkung

19.02   19.5   Fragentyp A

Welche Substanzen sind bei akuten produktiv-psychotischen Schizophrenien als Basismedikation indiziert?

(A) Neuroleptika
(B) Hydantoin
(C) Psychostimulantien
(D) Ataraktika (Tranquilizer)
(E) Barbiturate

19.03   19.3   Fragentyp A

Beim Beginn der Behandlung mit Neuroleptika kommt es nicht selten zu extrapyramidalen, meist oralen Dystonien. Bei diesen hilft prompt

(A) Gabe von Muskelrelaxantien
(B) Absetzen der Neuroleptika
(C) Erhöhung der Neuroleptika-Dosis
(D) Gabe von Beruhigungsmitteln
(E) Gabe von zentral anticholinergisch wirkenden Mitteln

19.04	19.3	Fragentyp A

Welche Aussage trifft zu?

Akathisie - eine ständig quälende Unruhe mit unstillbarem Bewegungsdrang - tritt am häufigsten auf unter der Behandlung mit

(A) Antidepressiva
(B) Neuroleptika
(C) Antiparkinson-Mitteln
(D) Psychostimulantien
(E) Lithiumsalzen

19.05	19.7.5	Fragentyp D

Zu den unerwünschten Wirkungen der Antidepressiva zählen:

(1) Müdigkeit
(2) Mundtrockenheit
(3) orthostatische Regulationsstörungen
(4) Schwindelerscheinungen
(5) Akkommodationsstörungen

(A) nur 1, 2 und 3 sind richtig
(B) nur 2, 3 und 4 sind richtig
(C) nur 3, 4 und 5 sind richtig
(D) nur 1, 2, 4 und 5 sind richtig
(E) 1 - 5 = alle sind richtig

19.06   19.3   Fragentyp A

Einer 36jährigen Frau werden wegen "Nervosität" regelmäßig Beruhigungsmittel verordnet. Nach einigen Monaten bemerkt sie, daß sie langsamer wird, sich nicht mehr so rasch und geschickt bewegen kann, ihre Schrift kleiner wird und sie eine depressive Verstimmung überkommt.
Welche Art von "Beruhigungsmitteln" wurden hier mit großer Wahrscheinlichkeit verordnet?

(A) Meprobamat
(B) Benzodiazepine
(C) Lithium-Salze
(D) trizyklische Thymo- oder Neuroleptika
(E) barbiturathaltige Sedierungsmittel

19.07   19.7.5   Fragentyp D

Nach welcher der folgenden Substanzen kann es zu einer Erhöhung des Augeninnendrucks kommen?

(1) Atropin
(2) Biperiden (Akineton^R)
(3) Imipramin (Tofranil^R)
(4) Prednison

(A) nur 4 ist richtig
(B) nur 1 und 3 sind richtig
(C) nur 2 und 4 sind richtig
(D) nur 1, 2 und 3 sind richtig
(E) 1 - 4 = alle sind richtig

19.08   19.3   Fragentyp D

Bei der Behandlung mit trizyklischen Thymoleptika und Neuroleptika kann es kommen zu

(1) deliranten Bildern
(2) Durchgangs-Syndromen
(3) Parkinson-Syndromen
(4) zerebellaren Syndromen

(A) nur 1 und 2 sind richtig
(B) nur 3 und 4 sind richtig
(C) nur 1, 2 und 3 sind richtig
(D) nur 2, 3 und 4 sind richtig
(E) 1 - 4 = alle sind richtig

19.09　　　　　　　19　　　　　　　Fragentyp D

Bei der B_{12}-Avitaminose kann es kommen zu:

(1) symptomatischen Psychosen
(2) Gangunsicherheit
(3) Hinterstrangsyndrom
(4) spastischen Zeichen
(5) Blasenstörungen

(A) nur 1, 2 und 3 sind richtig
(B) nur 1, 3 und 4 sind richtig
(c) nur 3, 4 und 5 sind richtig
(D) nur 1, 2, 3 und 4 sind richtig
(E) 1 - 5 = alle sind richtig

19.10　　　　　　　19　　　　　　　Fragentyp C

Psychostimulantien sind wegen ihrer anregenden Wirkung zur Behandlung von endogenen Depressionen indiziert,

weil

depressive Kranke durch die Hemmung von Denken, Psychomotorik, Entschluß- und Handlungsfähigkeit besonders beeinträchtigt sind.

19.11   19.8.3   Fragentyp A

Welche Aussage trifft nicht zu?

Nebenwirkungen von Lithiumgaben sind:

(A) Harnverhaltung
(B) feinschlägiger Tremor
(C) euthyreote Struma
(D) Potenzminderung
(E) Magenbeschwerden

19.12   19.9.6   Fragentyp D

Diazepam (Valium^R)

(1) kann beim Status epilepticus eingesetzt werden
(2) verstärkt die Alkoholwirkung
(3) kann zur physischen Abhängigkeit führen
(4) kann zur Atemdepression führen

(A) nur 4 ist richtig
(B) nur 1 und 3 sind richtig
(C) nur 2 und 4 sind richtig
(D) nur 1, 2 und 3 sind richtig
(E) 1 - 4 = alle sind richtig

19.13   19.5   Fragentyp D

Für die Erhaltungsbehandlung (Langzeitbehandlung) bei schizophrenen Erkrankungen kommen in Frage:

(1) Phenothiazinderivate mit starker neuroleptischer Potenz
(2) Psychostimulantien
(3) Depot-Präparate vom Typ des Fluphenazin- und Flupentixoldekanoat
(4) Butyrophenonderivate mit starker neuroleptischer Potenz
(5) Neuroleptika vom Typ des Fluspirilene, Pimozide oder Penfluridol

(A) nur 3 ist richtig
(B) nur 1 und 5 sind richtig
(C) nur 1, 4 und 5 sind richtig
(D) nur 1, 3, 4 und 5 sind richtig
(E) 1 - 5 = alle sind richtig

21. Therapie hirnorganischer Anfallsleiden

21.01 21.3.4 Fragentyp C

Hydantoine unterbrechen kleine epileptische Anfälle (Absencen),

weil

Hydantoine membranstabilisierend wirken.

21.02 21.3.4 Fragentyp D

Welche der folgenden Maßnahmen sind angezeigt, wenn bei der Behandlung eines Epileptikers mit Phenytoin eine Megaloblastenanämie auftritt?

(1) Gabe von Ascorbinsäure
(2) Gabe von Vitamin B_{12}
(3) Absetzen des Phenytoins
(4) Gabe von Folsäure

(A) nur 4 ist richtig
(B) nur 1 und 3 sind richtig
(C) nur 2 und 4 sind richtig
(D) nur 1, 2 und 3 sind richtig
(E) 1 - 4 = alle sind richtig

21.03   21.3.1   Fragentyp D

Eine Grand-mal-Epilepsie wird behandelt mit

(1) Neuroleptika
(2) Phenytoinen
(3) Barbituraten
(4) Carbamazepin
(5) Succinimiden

(A) nur 2 ist richtig
(B) nur 2 und 5 sind richtig
(C) nur 1, 3 und 4 sind richtig
(D) nur 2, 3 und 4 sind richtig
(E) 1 - 5 = alle sind richtig

21.04   21.3.4   Fragentyp C

In der Behandlung der Epilepsie vom grand-mal-Typ wird
Phenytoin (Diphenylhydantoin) dann eingenommen, wenn
sich ein Anfall durch die Aura ankündigt,

weil

Phenytoin (Diphenylhydantoin) die Ausbreitung der Erregung in der Hirnrinde hemmt und damit epileptische Anfälle vom grand-mal-Typ unterdrücken kann.

22. Therapie von Vergiftungen

22.01 22.5 Fragentyp A

Welche Aussage trifft zu?

Als pathologischen Rauschzustand bezeichnet man einen Rausch, wenn

(A) die alkoholbedingte symptomatische Psychose ein delirantes Bild zeigt
(B) die alkoholbedingte symptomatische Psychose das Syndrom eines Dämmerzustandes zeigt
(C) ein Alkoholrausch erst 10 Stunden nach Beendigung der Alkoholzufuhr abklingt
(D) schon bei geringen Alkoholmengen ein Rauschzustand eintritt
(E) der Blutalkoholspiegel über 3 Promille liegt

22.02 22.5 Fragentyp D

Bei der akuten Intoxikation durch Tetrachlorkohlenstoff kommt es nach dem Abklingen der ersten vorwiegend zentral-nervösen Symptome und evtl. einer symptomfreien Latenzzeit erneut zu Krankheitserscheinungen, die sich hauptsächlich manifestieren als

(1) Agranulozytose
(2) Leberzellschädigung
(3) Lungenödem
(4) Schädigung des distalen Nierentubulus

(A) nur 2 ist richtig
(B) nur 1 und 2 sind richtig
(C) nur 2 und 4 sind richtig
(D) nur 3 und 4 sind richtig
(E) nur 2, 3 und 4 sind richtig

22.03	22.5	Fragentyp A

Welches der folgenden neurologischen Syndrome ist charakteristisch für die chronische Bleivergiftung?

(A) Symmetrische Peroneuslähmung

(B) Akrodistale Parästhesien im Sinne einer sensiblen Polyneuropathie

(C) Hinterstrangsyndrom

(D) Inkomplette Querschnittslähmung

(E) Symmetrische Streckerparesen der Arme

22.04	22.5	Fragentyp A

Wodurch werden die Krankheitserscheinungen einer Lebensmittelvergiftung durch Clostridium botulinum ausgelöst?

(A) durch ein unter anaeroben Bedingungen gebildetes, thermostabiles, chronisch toxisches Ektotoxin

(B) durch ein unter anaeroben Bedingungen gebildetes thermostabiles, akut toxisches Endotoxin

(C) durch ein unter anaeroben Bedingungen gebildetes thermolabiles, akut toxisches Ektotoxin

(D) durch ein unter anaeroben Bedingungen gebildetes thermolabiles, akut toxisches Endotoxin

(E) durch eine reine Infektion

22.05	22.5	Fragentyp A

Welche Aussage trifft zu?

Die spezifische Angabe der atmosphärischen Schadstoffkonzentration für den Gesundheitsschutz des arbeitenden Menschen ist

(A) MAK = maximale Arbeitsplatzkonzentration

(B) MEK = maximale Emissionskonzentration

(C) MIK = maximale Immissionskonzentration

(D) MSK = maximale Schadstoffkonzentration

(E) TRK = technische Richtkonzentration

22.06	22.5	Fragentyp A

Welche Aussage trifft nicht zu?

Folgende Substanzen sind luftverunreinigende Reizstoffe:

(A) Schwefeldioxid
(B) Bleiverbindungen
(C) Schwefeltrioxid
(D) Ozon und Peroxide
(E) Stickstoffdioxid

22.07	22.5	Fragentyp A

Welche Aussage trifft nicht zu?

In der chronischen Phase der Alkoholkrankheit findet man:

(A) morgendliche Abstinenzerscheinungen
(B) Depressionszustände
(C) Passivität
(D) vorübergehende Steigerung der Alkoholtoleranz
(E) Trinken mit Personen weit unter dem Niveau des Betreffenden

22.08 22.09	22.5	Fragentyp B

Einige aromatische Kohlenwasserstoffe werden im Körper abgebaut.
Ordnen Sie den Stoffen aus Liste 1 den Metaboliten aus Liste 2 zu, der bei entsprechender Belastung am Arbeitsplatz im Urin nachgewiesen werden kann.

Liste 1	Liste 2
22.08 Benzol	(A) Salicylsäure
22.09 Tolulol	(B) Methylhippursäure
	(C) Phenol
	(D) Mandelsäure und Phenylglyoxylsäure
	(E) Hippursäure

22.10 22.5 Fragentyp C

In der MAK-Werte-Liste werden bestimmte gefährliche Arbeitsstoffe mit der Zusatzbezeichnung H versehen,

weil

beim Umgang mit Arbeitsstoffen, die in der MAK-Werte-Liste mit H gekennzeichnet sind, möglicherweise Hautreizungen auftreten.

22.11 22.5 Fragentyp D

Welche der folgenden Aussagen über Cannabis-Mißbrauch treffen zu?

(1) Haschisch läßt sich nach seiner Wirkung als Stimulans charakterisieren und wird deswegen von der WHO in diese Kategorie eingeordnet.

(2) Bei Haschisch ist das Spektrum der Rauscheffekte intra- wie interpersonell recht stereotyp: euphorische Stimulation mit Steigerung der Aggressivität

(3) Nachrausch (flash back) kommt auch bei Cannabis-Konsum vor

(4) Langfristiger Haschischmißbrauch führt häufig zu Passivierung, Interessenlosigkeit und Nachlässigkeit

(A) nur 1 und 4 sind richtig

(B) nur 3 und 4 sind richtig

(C) nur 1, 2 und 3 sind richtig

(D) nur 2, 3 und 4 sind richtig

(E) 1 - 4 = alle sind richtig

22.12   22.5   Fragentyp D

Bei Unterbrechung des Weckamin-Mißbrauchs bestehen die Entzugserscheinungen in

(1) Müdigkeit
(2) Verstimmungszuständen
(3) Abgeschlagenheit
(4) deliranter Unruhe

(A) nur 1 und 3 sind richtig
(B) nur 2 und 4 sind richtig
(C) nur 3 und 4 sind richtig
(D) nur 1, 2 und 3 sind richtig
(E) 1 - 4 = alle sind richtig

22.13   22.5   Fragentyp D

Ein Alkoholdelir kann sich durch folgende Prodromalerscheinungen ankündigen:

(1) Zwangserscheinungen
(2) Zittern
(3) Unruhe
(4) Angst
(5) Schlaflosigkeit

(A) nur 2, 3 und 4 sind richtig
(B) nur 3, 4 und 5 sind richtig
(C) nur 1, 2, 3 und 4 sind richtig
(D) nur 2, 3, 4 und 5 sind richtig
(E) 1 - 5 = alle sind richtig

22.14   22.5   Fragentyp D

Für welche der folgenden Krankheiten ist Zigarettenrauchen als Risikofaktor anzusehen?

(1) Lungenkrebs
(2) Hypertonie
(3) Blasenkrebs
(4) Herzinfarkt
(5) Lungenemphysem

(A) nur 1 und 4 sind richtig
(B) nur 1, 2 und 4 sind richtig
(C) nur 1, 2 und 5 sind richtig
(D) nur 1, 4 und 5 sind richtig
(E) nur 1, 3, 4 und 5 sind richtig

22.15   22.5   Fragentyp A

Welche Aussage trifft zu?

Bei Verdacht auf eine Vergiftung spricht eine stundenlange Bewußtlosigkeit mit anfänglichem Erbrechen am ehesten für

(A) Arsenik
(B) Heroin
(C) E 605
(D) Äthylalkohol
(E) Insulinüberdosierung

22.16   22.5   Fragentyp A

Welche Aussage trifft zu?

Ein 22jähriger Arbeiter, der mit einer Spritzpistole einen Korrosionsschutz auf Metallelemente aufträgt, verspürt mehrere Monate nach Aufnahme dieser Tätigkeit trotz Laxantientherapie eine zunehmende Obstipation. Wegen Koliken und Verdacht auf Ileus erfolgt stationäre Behandlung. Während des stationären Aufenthaltes nimmt die Obstipation ab, tritt aber nach Rückkehr des Arbeiters an seien früheren Arbeitsplatz erneut auf.
Die darauf folgende Arbeitsplatzanamnese ergibt, daß der Korrosionsschutz ein Schwermetall enthält.
Hierbei handelt es sich mit großer Wahrscheinlichkeit um

(A) Quecksilber

(B) Gold

(C) Blei

(D) Aluminium

(E) Chrom

22.17   22.5   Fragentyp A

Welche Aussage trifft nicht zu?

Die berufsbedingte Vergiftung mit anorganischem Blei ist durch folgende Symptome charakterisiert:

(A) Hypoferrämie

(B) δ-Aminolävulinacidurie

(C) Plumbämie

(D) hypochrome Anämie

(E) Koproporphyrinurie

22.18   22.5   Fragentyp C

In der MAK-Liste der Deutschen Forschungsgemeinschaft sind keine MAK-Werte für gesichert humankanzerogene Arbeitsstoffe aufgeführt,

weil

die Verwendung humankanzerogener Arbeitsstoffe verboten ist.

22.19	22.5	Fragentyp D

Rote Totenflecken kommen vor bei

(1) CO-Vergiftung
(2) Schlafmittelvergiftung
(3) Blausäurevergiftung
(4) Zyannatriumvergiftung

(A) nur 1 ist richtig
(B) nur 1 und 3 sind richtig
(C) nur 2 und 3 sind richtig
(D) nur 1, 3 und 4 sind richtig
(E) 1 - 4 = alle sind richtig

22.20	22.5	Fragentyp D

Das Pestizid DDT

(1) ist eine chemisch stabile Verbindung aus der Gruppe der Phosphorsäureester
(2) wird im tierischen und menschlichen Fettgewebe gespeichert
(3) reichert sich in der Nahrungskette an
(4) wird mit der Muttermilch auf Jungtiere (z.B. bei Rindern) übertragen

(A) nur 1 und 2 sind richtig
(B) nur 2 und 3 sind richtig
(C) nur 3 und 4 sind richtig
(D) nur 2, 3 und 4 sind richtig
(E) 1 - 4 = alle sind richtig

22.21   22.5   Fragentyp D

Hautkrebs oder zu Krebsbildung neigende Hautveränderungen können verursacht sein durch

(1) organische Peroxide
(2) Ruß
(3) Teer
(4) Pech
(5) Rohparaffin

(A) nur 1, 2 und 4 sind richtig
(B) nur 1, 3 und 5 sind richtig
(C) nur 2, 3 und 4 sind richtig
(D) nur 2, 3, 4 und 5 sind richtig
(E) 1 - 5 = alle sind richtig

22.22   22.5   Fragentyp D

Zur Feststellung, ob längerdauernde Folgeerscheinungen oder Dauerschäden einer Kohlenmonoxidvergiftung vorliegen, sind über einen längeren Zeitraum nach der Vergiftung folgende Kontrollen erforderlich:

(1) Kreislauffunktionsprüfung, EKG
(2) Neurologischer Status, EEG
(3) Nierenfunktionsprüfung
(4) Blutbild, Hämoglobinkonzentration

(A) nur 4 ist richtig
(B) nur 1 und 2 sind richtig
(C) nur 1, 2 und 4 sind richtig
(D) nur 2, 3 und 4 sind richtig
(E) 1 - 4 = alle sind richtig

22.23	22.5	Fragentyp C

Fehlen der Tendenz zur Dosissteigerung und Fehlen von Entziehungserscheinungen nach abruptem Entzug der Droge beweisen, daß keine Drogenabhängigkeit vorliegt,

<u>weil</u>

bei Drogenabhängigkeit nach Unterbrechung der Mittelzufuhr durchweg körperliche Entziehungserscheinungen auftreten.

22.24	22.5	Fragentyp D

Bei einer chronischen Intoxikation durch Quecksilber ist bevorzugt betroffen

(1) das Zentralnervensystem

(2) die Lunge

(3) das Herz-Kreislauf-System

(4) das hämatopoetische System

(5) die Niere

(A) nur 1 ist richtig

(B) nur 1 und 5 sind richtig

(C) nur 1, 2 und 3 sind richtig

(D) nur 3, 4 und 5 sind richtig

(E) nur 1, 4 und 5 sind richtig

22.25	22.5	Fragentyp C

Die Behandlung des Alkoholdelirs erfolgt am besten durch die Gabe von Neuroleptika,

<u>weil</u>

Neuroleptika paranoid-halluzinatorische Bilder günstig beeinflussen.

22.26	22.5	Fragentyp C

Ein akutes Delir sichert die Diagnose "chronischer Alkoholmißbrauch",

weil

es sich beim Delir um eine spezifische Reaktionsweise des Organismus auf chronischen Alkoholmißbrauch handelt.

22.27	22.5	Fragentyp A

Welche Aussage trifft nicht zu?

Nach langfristigem Haschisch-Mißbrauch können eintreten:

(A) Passivierung
(B) Entziehungsdelir
(C) soziale Anpassungsschwierigkeiten
(D) Möglichkeit eines flash back
(E) Interessenlosigkeit

22.28	22.5	Fragentyp D

Alkoholunverträglichkeit kann bedingt sein durch

(1) Hirnverletzung
(2) Hirnatherosklerose
(3) chronischen Alkoholismus
(4) Psychopharmaka

(A) nur 1 und 2 sind richtig
(B) nur 2 und 3 sind richtig
(C) nur 3 und 4 sind richtig
(D) nur 1, 2 und 3 sind richtig
(E) 1 - 4 = alle sind richtig

24. *Arzneitherapie im Kindesalter*

24.01 24.3 Fragentyp A

Welche Aussage trifft zu?

Störungen der Zahnentwicklung und gelb-braune Verfärbung der kindlichen Zähne werden beobachtet nach Behandlung der Mutter in graviditate mit

(A) Sulfonamiden
(B) Ampicillin
(C) Streptomycin
(D) Tetracyclin
(E) Dihydrostreptomycin

24.02 24.2 Fragentyp A

Welche Aussage trifft zu?

Mittels Fluoridzufuhr kann die Kariesanfälligkeit um 50% gesenkt werden. Als Dosis sollen im 6. Lebensjahr täglich an Fluorid aufgenommen werden:

(A) 0,1 mg
(B) 0,5 mg
(C) 1   mg
(D) 5   mg
(E) 10 mg

24.03   24.1   Fragentyp D

Welches (welche) der genannten Arzneimittel würden Sie einem Säugling im ersten Trimenon nicht verordnen?

(1) Sulfonamide
(2) Cotrimoxazol
(3) Phenacetin
(4) Penicillin

(A) nur 1 ist richtig
(B) nur 1 und 3 sind richtig
(C) nur 2 und 4 sind richtig
(D) nur 1, 2 und 3 sind richtig
(E) 1 - 4 = alle sind richtig

24.04   24.3   Fragentyp C

Die Anwendung von Tetracyclinen ist bei Säuglingen und Kleinkindern zu vermeiden,

weil

Tetracycline im Kleinkindesalter regelmäßig zu toxischen Nierenschäden führen.

25. Besonderheiten der Arzneitherapie im höheren Lebensalter

25.01   25   Fragentyp C

Libidomangel der Frau wird am besten mit Östrogenen behandelt,

weil

es sich bei Libidomangel der Frau um eine typische Östrogen-Mangelerscheinung handelt.

27. Sexualhormone

27.01   27   Fragentyp D

Ein Intrauterinpessar

(1) bremst reflektorisch die Ovulation
(2) stört die Nidation durch entzündliche Alteration des Eibettes
(3) beeinflußt die Tubenkinetik
(4) ist weniger sicher als die klassische "Pille", aber sicherer als die Kondommethode

(A) nur 1 und 3 sind richtig
(B) nur 2 und 4 sind richtig
(C) nur 3 und 4 sind richtig
(D) nur 2, 3 und 4 sind richtig
(E) 1 - 4 = alle sind richtig

27.02   27   Fragentyp A

Welche Aussage trifft zu?

Das Grundgerüst aller Steroide mit Sexualhormonwirkung ist das

(A) Testosteron
(B) Östron
(C) Steran
(D) Progesteron
(E) Aldosteron

| 27.03 | 27 | Fragentyp A |

Welche Aussage trifft zu?

Die glandulär-zystische Hyperplasie der Uterusschleimhaut wird hervorgerufen durch

(A) Östrogene
(B) ovarielle Androgene
(C) Gonadotropine
(D) Gestagene
(E) Prostaglandine

Antwortenschlüssel zu den Fragen des IMPP

1. Pharmakotherapie der arteriellen Hypertonie

1.01 C	1.04 E	1.07 C
1.02 C	1.05 A	1.08 C
1.03 E	1.06 E	1.09 D

2. Pharmakotherapie der Kreislaufinsuffizienz

2.01 B   2.02 E

3. Medikamentöse Therapie der Herzinsuffizienz

3.01 A	3.04 B	3.07 E
3.02 C	3.05 D	
3.03 A	3.06 A	

4. Arzneitherapie von Herzrhythmusstörungen

4.01 A	4.02 C	4.03 B
		4.04 B

5. Arzneitherapie von Koronarerkrankungen

5.01 B

6. Pharmakotherapie arterieller und venöser Durchblutungsstörungen

6.01 D	6.03 C	6.05 D
6.02 A	6.04 E	6.06 A

7. Pharmakotherapie von Erkrankungen der Atmungsorgane

7.01 B   7.02 C   7.03 D

8. Therapie von Anämien

8.01 E

9. Antiallergische Therapie

9.01 C   9.02 B   9.03 B

10. Pharmakotherapie rheumatischer Erkrankungen und der Gicht

10.01 B   10.04 C   10.07 D
10.02 E   10.05 D   10.08 E
10.03 D   10.06 D

11. Diabetes mellitus

11.01 B   11.02 D   11.03 E
                            11.04 D

12. Pharmakotherapie der Schilddrüse

12.01 D   12.02 C

13. Störungen im Bereich des Gastrointestinaltraktes

13.01 E   13.04 D   13.07 B
13.02 D   13.05 D
13.03 A   13.06 A

14. Störungen des Wasser- und Elektrolythaushaltes

14.01 A	14.04 D	14.07 A
14.02 D	14.05 D	14.08 B
14.03 D	14.06 B	

15. Antiinfektiöse Therapie

15.01 A	15.06 D	15.11 B
15.02 D	15.07 E	15.12 B
15.03 D	15.08 E	15.13 C
15.04 A	15.09 A	15.14 B
15.05 B	15.10 D	15.15 B

16. Tumortherapie

16.01 D

17. Pharmakotherapie von Schmerzen

17.01 D	17.04 E	17.07 D
17.02 E	17.05 C	
17.03 E	17.06 E	

18. Therapie von Schlafstörungen

18.01 E	18.02 E	18.03 E

19. Psychopharmaka

19.01 C	19.06 D	19.11 A
19.02 A	19.07 E	19.12 E
19.03 E	19.08 C	19.13 D
19.04 B	19.09 E	
19.05 E	19.10 D	

21. Therapie hirnorganischer Anfallsleiden

21.01 D   21.02 C   21.03 D
           21.04 D

22. Therapie von Vergiftungen

22.01 D	22.11 B	22.21 D
22.02 C	22.12 D	22.22 B
22.03 E	22.13 E	22.23 E
22.04 C	22.14 A	22.24 A
22.05 A	22.15 D	22.25 D
22.06 B	22.16 C	22.26 E
22.07 D	22.17 A	22.27 B
22.08 C	22.18 C	22.28 E
22.09 E	22.19 D	
22.10 B	22.20 D	

24. Arzneitherapie im Kindesalter

24.01 D   24.02 C   24.03 D
           24.04 C

25. Besonderheiten der Arzneitherapie im höheren Lebensalter

25.01 E

27. Sexualhormone

27.01 D   27.02 C   27.03 A

Titel des Buches: **Examens-Fragen**
Pharmakologie und Toxikologie, Teil 2, 3. Auflage

Was können wir bei der nächsten Auflage besser machen?

Zur inhaltlichen und formalen Verbesserung unserer Lehrbücher bitten wir um Ihre Mithilfe. Wir würden uns deshalb freuen, wenn Sie uns die nachstehenden Fragen beantworten könnten.

1. Finden Sie ein Kapitel besonders gut dargestellt? Wenn ja, welches und warum? _____

2. Welches Kapitel hat Ihnen am wenigsten gefallen. Warum? _____

3. Bringen Sie bitte dort ein × an, wo Sie es für angebracht halten.

	Vorteilhaft	Angemessen	Nicht angemessen
Preis des Buches			
Umfang			
Aufmachung			
Abbildungen			
Tabellen und Schemata			
Register			

	Sehr wenige	Wenige	Viele	Sehr viele
Druckfehler				
Sachfehler				

4. Spezielle Vorschläge zur Verbesserung dieses Textes (u. a. auch zur Vermeidung von Druck- und Sachfehlern) _____

bitte wenden!

5. Bitte teilen Sie uns mit, auf welchen Fachgebieten Ihrer Meinung nach moderne Lehrbücher fehlen. Dazu folgende kurze Charakterisierung unserer eigenen Werke:

Fragensammlungen = Examensfragen zur Vorbereitung auf Prüfungen
Basistexte = vermitteln nach der neuen Approbationsordnung das für das Examen wichtige Stoffgebiet
Kurzlehrbücher = zur Vertiefung des Basiswissens gedacht; für den sorgfältigen Studenten
Lehrbücher = Umfassende Darstellungen eines Fachgebietes; zum Nachschlagen spezieller Informationen

Fachgebiet	Fragensammlungen	Basistexte	Kurzlehrbücher	Lehrbücher

Bei Rücksendung werden Sie automatisch in unsere Adressenliste aufgenommen.

Name

Adresse

Fachstudium

Semester

Ärztliche Vorprüfung

Datum/Unterschrift

Wir danken Ihnen für die Beantwortung der Fragen und bitten um Einsendung des Blattes an:

>Frau M. Kalow
>Springer-Verlag
>Neuenheimer Landstraße 28
>**6900 Heidelberg 1**

E. Habermann, H. Löffler

Spezielle Pharmakologie und Arzneitherapie

3., verbreitete und erweiterte Auflage.
1979. 37 Abbildungen, 54 Tabellen.
XII, 375 Seiten (Heidelberger Tb. 166)
DM 26,80
ISBN 3-540-09341-9

F. H. Meyers, E. Jawetz, A. Goldfien

Lehrbuch der Pharmakologie

Für Studenten der Medizin aller Studienabschnitte und für Ärzte. Übersetzt, bearbeitet und ergänzt vom B. Lemmer; G. Wiethold, R. Saller, M. Hodgson
1975. 160 Abbildungen, 126 Tabellen
VI, 801 Seiten
DM 68,–
ISBN 3-540-07356-6

H.-H. Wellhöner

Allgemeine und systematische Pharmakologie und Toxikologie

Begleittext zum Gegenstandskatalog.
2., überarbeitete Auflage
1976. 33 Abbildungen, 18 Tabellen.
XXXII, 467 Seiten
DM 24,80
ISBN 3-540-07826-6

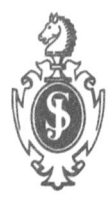

Springer-Verlag
Berlin
Heidelberg
New York

**Examens-Fragen
Anaesthesiologie –
Reanimation –
Intensivbehandlung**
1974. DM 14,–
ISBN 3-540-06547-4

**Examens-Fragen
Anatomie**
3. Auflage. 1979. DM 27,80
ISBN 3-540-09397-4

**Examens-Fragen
Arbeitsmedizin**
1973. DM 14,–
ISBN 3-540-06069-3

**Examens-Fragen
Biomathematik**
1975. DM 18,–
ISBN 3-540-07198-9

**Examens-Fragen
Chemie für Mediziner**
3. Auflage. 1980. DM 19,80
ISBN 3-540-09775-9

**Examens-Fragen
Dermatologie**
4. Auflage. 1979. DM 24,–
ISBN 3-540-09179-3

**Examens-Fragen
Innere Medizin**
5. Auflage. 1979. DM 32,–
ISBN 3-540-09426-1

**Examens-Fragen
Kinderheilkunde**
3. Auflage. 1980. DM 29,80
ISBN 3-540-09805-4

**Examens-Fragen
Klinische Chemie**
1977. DM 18,–
ISBN 3-540-08507-6

**Examens-Fragen
Neurologie**
2. Auflage. 1978. DM 18,–
ISBN 3-540-09032-0

**Examens-Fragen
Pathologie**
2. Auflage. 1976. DM 16,–
ISBN 3-540-07746-4

**Examens-Fragen
Pharmakologie und
Toxikologie**
2. Auflage. 1976. DM 19,80
ISBN 3-540-07906-8

**Examens-Fragen
Physiologische Chemie**
3. Auflage. 1979. DM 26,80
ISBN 3-540-09334-6

**Examens-Fragen
Psychiatrie**
1974. DM 14,–
ISBN 3-540-06925-9

**Examens-Fragen
Physiologie**
4. Auflage 1977. DM 19,80
ISBN 3-540-08500-9

Examens-Fragen Rechtsmedizin
1976. DM 18,–
ISBN 3-540-07769-3

Preisänderungen vorbehalten

**Springer-Verlag
Berlin
Heidelberg
New York**

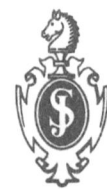

Zu jeder Aufgabe werden 5 mögliche Antworten A-E angeboten, von denen nur eine zutrifft. Jeder Kandidat soll in der Prüfung auch dann eine der 5 Antworten A-E ankreuzen, wenn er die richtige Lösung nicht kennt. In diesem Fall besteht immerhin die Chance 1:5, aus den vorgegebenen Antworten die richtige zu raten.

Fragentyp A = Einfachauswahl
Auf eine Frage oder unvollständige Aussage folgen 5 Antworten oder Ergänzungen, von denen eine einzige auszuwählen ist und zwar:
bei Typ A 1: die einzig richtige
bei Typ A 2: die beste von mehreren möglichen
bei Typ A 3: die einzig falsche
Typ A 1 ist der Grundtyp.
Wenn nach der „besten" oder einzig falschen Antwort gefragt wird, so geht dies aus dem Aufgabentext ausdrücklich hervor.

Fragentyp B = Aufgabengruppe mit gemeinsamem Antwortangebot (Zuordnung)
Jede Aufgabe besteht aus
a) einer beliebigen Anzahl von numerierten Begriffen, Fragen oder Aussagen (= Aufgabenliste = Liste 1).
b) 5 durch die Buchstaben A-E gekennzeichneten Antwortmöglichkeiten (= Liste 2).
Eine Fragengruppe enthält so viele - einzeln bewertete - Aufgaben, wie die Aufgabenliste Punkte hat.
Zu jeder numerierten Aufgabe ist die Antwort A-E auszuwählen, die für zutreffend gehalten wird. Jede Antwortmöglichkeit kann einmal, mehrmals oder überhaupt nicht als Lösung vorkommen.

Fragentyp C = kausale Verknüpfung
Dieser Aufgabentyp besteht aus zwei durch das Wort „weil" verknüpften Feststellungen.
Jede der beiden Feststellungen kann unabhängig von der anderen richtig oder falsch sein. Wenn sie beide richtig sind, kann die Verknüpfung durch „weil" richtig oder falsch sein.
Bitte kreuzen Sie die Antwort A-E an, die nach Ihrer Meinung die beiden Feststellungen und ihre Verknüpfung richtig beurteilt:

Antwort	Feststellung 1	Feststellung 2	Verknüpfung
A	richtig	richtig	richtig
B	richtig	richtig	falsch
C	richtig	falsch	–
D	falsch	richtig	–
E	falsch	falsch	–

Fragentyp D = Antworten mit Aussagenkombinationen
Auf eine Frage oder unvollständige Aussage folgen numerierte Begriffe oder Sätze, von denen einer oder mehrere zutreffen können. Für jede Aufgabe nach Typ D werden 5 Kombinationen der numerierten Aussagen vorgegeben. Aus diesen mit den Buchstaben A-E gekennzeichneten Antworten wählen Sie bitte die Aussagenkombination aus, die Sie für richtig halten.

Fragentyp E = Fragen mit Bildmaterial
Bei diesem Aufgabentyp enthalten die Aufgaben Bildmaterial (graphische Darstellungen, Tabellen, Röntgenbilder usw).
Die Aufgaben selbst können nach Typ A (= Einfachauswahl), Typ B (= Aufgabengruppe mit gemeinsamem Antwortangebot), Typ C (= kausale Verknüpfung), Typ D (= Aussagenkombinationen) konstruiert sein.

Fragentyp F = Aufgabengruppe mit Fallbeschreibung
Es wird eine charakteristische Fallbeschreibung gegeben. Daran schließen sich Fragen - meist nach Typ A - an.

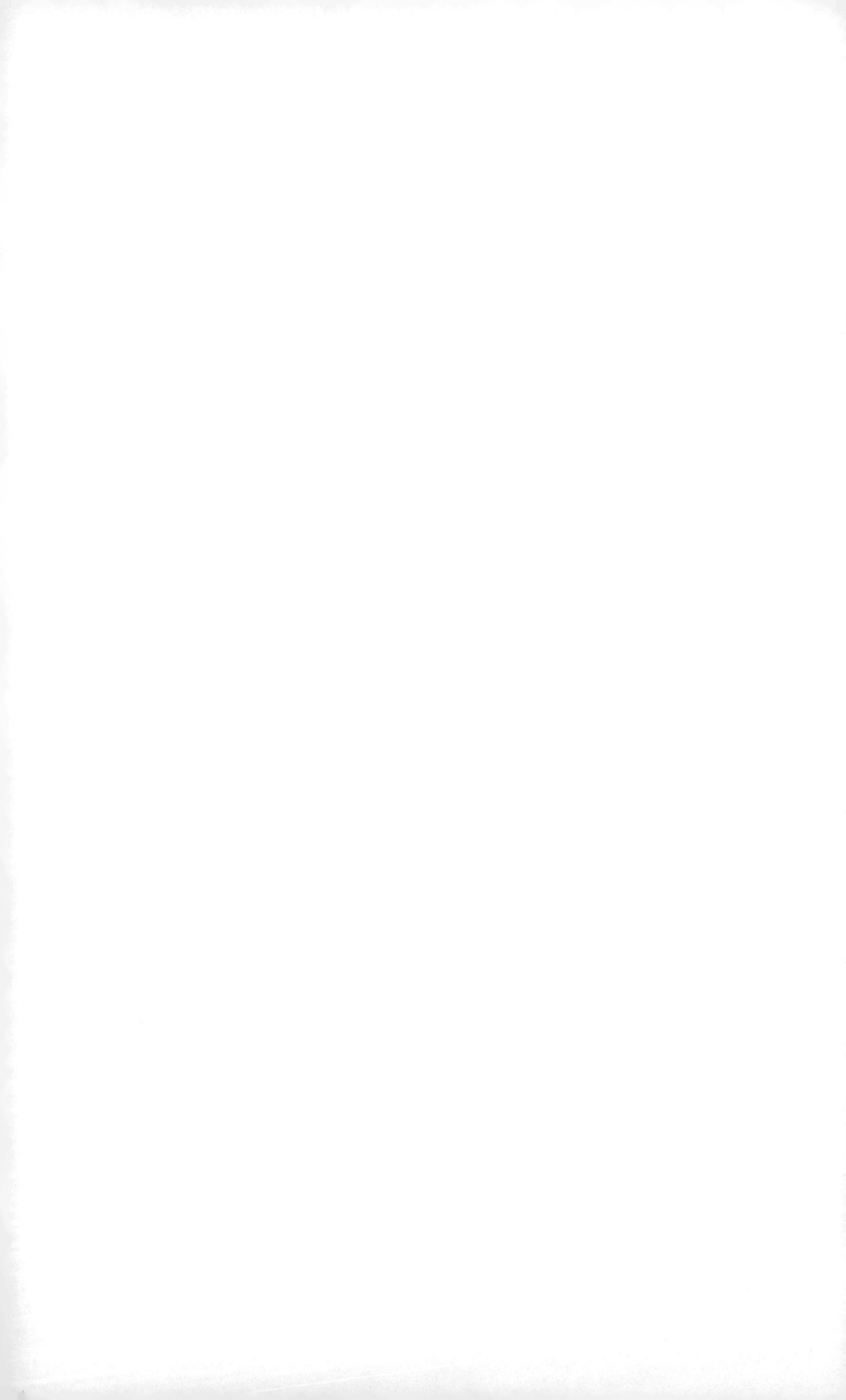

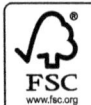

MIX
Papier aus verantwortungsvollen Quellen
Paper from responsible sources
FSC® C105338

If you have any concerns about our products,
you can contact us on
ProductSafety@springernature.com

In case Publisher is established outside the EU,
the EU authorized representative is:
**Springer Nature Customer Service Center GmbH
Europaplatz 3, 69115 Heidelberg, Germany**

Printed by Libri Plureos GmbH
in Hamburg, Germany